Michaela Hilberger, Beate Kentner-Figura, Tobias Banaschewski,
Sven Bölte, Elke Defren, Thomas Eisert, Angela Hermens,
Sandra Hofmann, Martin Holtmann, Luise Poustka, Gerhard Ristow,
Doris Schäffner, Martin H. Schmidt, Verena Vetter, Alice Vöhringer

Familienintervention bei verhaltensauffälligen Kindern

FITT-Manual: Hometreatment zur intensiven Förderung von Kindern mit expansiven Verhaltensauffälligkeiten

Verlag Hans Huber

Lektorat: Dr. Klaus Reinhardt
Herstellung: Daniel Berger
Bearbeitung: Ulrike Boos
Umschlag: Claude Borer, Basel
Satz: sos-buch, Lanzarote
Druck und buchbinderische Verarbeitung: AZ Druck und Datentechnik GmbH, Kempten
Printed in Germany

Bibliografische Information der Deutschen Nationalbibliothek
Die Deutsche Nationalbibliothek verzeichnet diese Publikation in der Deutschen Nationalbibliografie; detaillierte bibliografische Angaben sind im Internet über http://dnb.d-nb.de abrufbar.

Anregungen und Zuschriften bitte an:
Verlag Hans Huber
Lektorat: Medizin/Gesundheit
Länggass-Strasse 76
CH-3000 Bern 9
Tel: 0041 (0)31 300 4500
Fax: 0041 (0)31 300 4593
E-Mail: verlag@hanshuber.com
Internet: www.verlag-hanshuber.com

1. Auflage 2011

ISBN 978-3-456-84960-7

Inhaltsverzeichnis

Vorwort 7

1. Einleitung 9
1.1 Expansive Verhaltensstörungen 10
1.2 Therapieansätze für expansive Verhaltensstörungen 12
1.3 Präventive Maßnahmen bei expansiven Verhaltensstörungen 14
1.4 Ausgangslage für die Entstehung von FITT 15

2. FITT – Familienintervention zur intensiven Förderung von Kindern mit expansiven Verhaltensauffälligkeiten 17
2.1 Allgemeine Zielsetzung 17
2.2 Ziele von FITT 17
2.3 Struktur und Rahmenbedingungen 18
2.4 Allgemeine Trainingsprinzipien 23

3. Trainingsbausteine: Kindertraining – Elterntraining – Familientraining 25

Kennenlernsitzung 25
1. Sitzung 28
2. Sitzung 36
3. Sitzung 41
4. Sitzung 45
5. Sitzung 48
6. Sitzung 52

Monitoring 58
7. Sitzung 60
8. Sitzung 63
9. Sitzung 69
10. Sitzung 72
11. Sitzung 77
12. Sitzung 80

Umgang mit Stress ... 83
13. Sitzung ... 85
14. Sitzung ... 89
15. Sitzung ... 98
16. Sitzung ... 102
17. Sitzung ... 107
18. Sitzung ... 110

Auffrischungssitzungen ... 113

4. Typische Probleme – FAQs ... 115
4.1 Rahmenbedingungen ... 115
4.2 Beengte/ungeordnete Wohnverhältnisse ... 116
4.3 Zeitfaktor ... 117
4.4 Geschwister ... 117
4.5 Fehlende Motivation ... 117
4.6 Abschweifungen vom vorgesehenen Thema ... 118
4.7 Was kann der Trainer tun, wenn Eltern oder Kinder beim Bearbeiten von Arbeitsblättern keine Beispiele oder Situationen nennen können? 119
4.8 Wie kann der Trainer damit umgehen, wenn die vorgesehene Zeit des Trainings nicht ausreicht, um die Inhalte abschließend zu bearbeiten? 119
4.9 Wie können Abbrüche verhindert werden? ... 120

5. Fallbeispiel: Max ... 123
5.1 Vorstellungsanlass und Anamnese ... 123
5.2 Gemeinsame Zielformulierung ... 123
5.3 Motivation und Mitarbeit der Eltern ... 124
5.4 Motivation und Mitarbeit des Kindes ... 124
5.5 Verlauf des Trainings ... 125
5.6 Abschluss des Trainings ... 128
5.7 Ressourcen ... 128
5.8 Welche Ziele konnten durch das Training erreicht werden? ... 129

6. Evaluationsergebnisse zu FITT ... 131
6.1 Stichprobe und Design ... 131
6.2 Untersuchungsinstrumente ... 132
6.3 Ergebnisse ... 133
6.4 Fazit mit Ausblick ... 134

Literatur ... 135

Autorenverzeichnis ... 137

Hinweise zur CD-ROM ... 140

Vorwort

Expansive Verhaltensauffälligkeiten treten bereits im frühen Kindesalter auf und stellen gesundheits- und gesellschaftspolitisch eine enorme Herausforderung dar. Meistens handelt es sich um Familien mit vielen unterschiedlichen Problembereichen, die Schwierigkeiten haben, Inhalte pädagogisch-therapeutisch im häuslichen Umfeld umzusetzen. Häufig kommt es gerade bei diesen Familien zu Therapieabbrüchen. Um bei gescheiterten Therapieversuchen einer ungünstigen Entwicklung von Suchterkrankungen und Delinquenz entgegenwirken zu können, sind früh einsetzende Interventionen von großer Bedeutung. Bei den klassischen Interventionsformen, bei expansiven Verhaltensauffälligkeiten oder ausgeprägten Symptomen einer psychischen Störung im Kindesalter, handelt es sich um Behandlungen im ambulanten, teilstationären oder, falls erforderlich, stationären Setting. Dabei hat sich eine Kombination von Elementen aus verhaltenstherapeutischem Elterntraining und sozialkognitivem Problemlösetraining als sehr effektiv erwiesen. In der Arbeit mit den Familien fällt häufig auf, dass viele Verhaltensweisen der Betroffenen im Alltag verändert werden müssten. Die Schwierigkeit dabei liegt im Transfer der erlernten Verhaltensweisen und in der Anwendung im häuslichen Rahmen.

Eine Alternative bietet dazu das sogenannte «Hometreatment», im Sinne einer aufsuchenden Behandlung der Kinder im gewohnten familiären Umfeld unter Einbeziehung der Bezugspersonen.

Das Hometreatment hat nicht nur den Vorteil, im unmittelbaren Lebensumfeld des Kindes in der Familie zu intervenieren, sondern es bietet auch die Möglichkeit einer engeren Zusammenarbeit zwischen Therapeut und Familie.

Um dem Familientrainer die Arbeit in der Familie zu erleichtern, wurde das Behandlungsmanual FITT entwickelt, um einerseits eine Orientierung für die Familie und den Trainer schaffen zu können und andererseits eine standardisierte Anwendbarkeit zu gewährleisten.

In der Einleitung wird auf die expansiven Verhaltensstörungen (Kap. 1.1), deren Therapieansätze (Kap. 1.2) und präventiven Maßnahmen (Kap. 1.3) sowie die Ausgangslage für die Entstehung von FITT (Kap. 1.4) eingegangen.

Kapitel 2 erläutert die allgemeinen Zielsetzungen (Kap. 2.1), Ziele (Kap. 2.2), Struktur und Rahmenbedingungen (Kap. 2.3) sowie die Trainingsprinzipien von FITT (Kap. 2.4).

Das Kapitel 3 beschreibt ausführlich die einzelnen Trainingsbausteine und Sitzungen. Das Material dazu befindet sich auf der beiliegenden CD-ROM; am Anfang jeder Sitzung werden jeweils die benötigten Materialien aufgelistet.

In Kapitel 4 werden häufig auftretende Probleme besprochen: FAQs (Kap. 4.1), beengte/ungeordnete Wohnverhältnisse (Kap. 4.2), der Zeitfaktor (Kap. 4.3), Geschwister (Kap. 4.4), fehlende Motivation/Mitarbeit (Kap. 4.5), Abschweifungen vom Thema (Kap. 4.6), sowie die Fragen beantwortet: Was kann der Trainer tun, wenn Eltern oder Kindern beim Bearbeiten von Arbeitsblättern oder Übungen keine Beispiele oder Situationen nennen können (Kap. 4.7)? Wie kann der Trainer damit umgehen, wenn die vorgesehene Zeit des Trainings nicht ausreicht, um die Inhalte abschließen zu können (Kap. 4.8)? Wie können Abbrüche verhindert werden (Kap. 4.9)?

Kapitel 5 stellt ein Fallbeispiel vor mit Vorstellungsanlass (Kap. 5.1), die gemeinsame Zielfindung (Kap. 5.2), die Motivation/Mitarbeit der Eltern (Kap. 5.3) und des Kindes (Kap. 5.4), den Verlauf (Kap. 5.5) und den Abschluss des Trainings (Kap. 5.6) sowie die Ressourcen (Kap. 5.7) und Ziele, die durch das Training erreicht werden konnten (Kap. 5.8).

Das letzte Kapitel beinhaltet die Evaluationsergebnisse von FITT, Stichprobe und Design (Kap. 6.1), Untersuchungsinstrumente (Kap. 6.2), Ergebnisse (Kap. 6.3) und Fazit mit Ausblick (Kap. 6.4).

Bedanken möchten wir uns bei allen, die zum Gelingen dieses Manuals beigetragen haben. Das sind alle Ko-Autorinnen und -Autoren, deren Namen und Kontaktadressen Sie dem Autorenverzeichnis entnehmen. Ein besonderer Dank gilt dem Team im Projekt «Zappelphilipp 2» (Elke Defren, Doris Schäffner und Verena Vetter), die mit viel Kompetenz, Energie und Disziplin an der Vervollständigung und Überarbeitung des Manuals mitgewirkt haben. Danken möchten wir darüber hinaus Prof. Sven Bölte für die Unterstützung bei der Veröffentlichung des Manuals.

Einen besonderen Dank möchten wir noch allen Familien aussprechen, die bei unserem Projekt «Zappelphilipp 1 und 2» mitgemacht haben. Erst durch ihre Teilnahme am Projekt konnten wir Erfahrungen sammeln und diese auch in unser Manual einfließen lassen.

Ebenso möchten wir uns bei unseren Sponsoren (Robert Bosch Stiftung, Rotary Club Mannheim und der Stadt Mannheim) für die finanzielle Unterstützung bedanken. Für die gute Zusammenarbeit bei der Rekrutierung der Probanden danken wir dem Polizeipräsidium Mannheim und unseren Ansprechpartner dem ersten Polizeihauptkommissar Claus Himburg und den Mitarbeitern des Jugendamtes der Stadt Mannheim.

1. Einleitung

Expansive Verhaltensstörungen zählen zu den häufigsten Vorstellungsanlässen in der Kinder- und Jugendpsychiatrie und bilden ca. 30 bis 50 % der Inanspruchnahmepopulation kinder- und jugendpsychiatrischer Einrichtungen (Schmeck & Poustka, 2000). Das breite Spektrum der verschiedenen Symptome bei Störung des Sozialverhaltens beschreibt eine Konstellation aus oppositionellem, aggressivem und dissozialem Verhalten, das bereits im frühen Kindesalter auftreten und bis in die Adoleszenz oder ins Erwachsenenalter persistieren kann. Aggressive Verhaltensstörungen gelten demnach als besonders stabil im Verlauf (Schmidt, 1998) und ihre Prognose als ungünstig (Moffitt, 1993). Bei unter 12-jährigen Jungen mit einer Störung des Sozialverhaltens tritt fast immer auch eine Einfache-Aktivitäts- und Aufmerksamkeitsstörung auf (Herpertz-Dahlmann et al., 2003). Der indirekte Weg einer Entwicklung von der einfachen Aktivitäts- und Aufmerksamkeitsstörung über das oppositionelle Verhalten zum aggressiv-dissozialen Verhalten ist dabei besonders häufig. Umgekehrt findet man bei vorliegendem ADHS (Aufmerksamkeitsdefizit-Hyperaktivitäts-Syndrom) mit einer Häufigkeit von 40 bis 60 % auch eine begleitende Störung des Sozialverhaltens (SSV) (Herpertz-Dahlmann et al., 2003). Zeigt ein Kind eine hyperkinetische Störung des Sozialverhaltens so besteht ein erhebliches Risiko für die Entwicklung delinquenten Verhaltens und antisozialer Persönlichkeitsstörung (Schmidt, 2004). In betroffenen Familien sind psychiatrische Erkrankungen anderer Familienmitglieder sowie Scheidungs- und Trennungsraten deutlich erhöht (Pliszka et al., 1999; Pliszka, 2003). Auch häusliche Konflikte, Alkoholprobleme und Kriminalität des Vaters, ungünstige Wohnverhältnisse und ein negativer Erziehungsstil sind häufig zu beobachten (Kazdin, 1993). Es handelt sich also meist um Multiproblemfamilien, die wirtschaftliche und pädagogische Defizite aufweisen und dadurch erhebliche Probleme haben, Inhalte von pädagogisch-therapeutischen Beratungen im häuslichen Rahmen umzusetzen (Kazdin, 1997). Infolgedessen kommt es gerade bei diesen Familien zu einer Quote von bis zu 50 % Therapieabbrüchen (Petermann, 2006). Gescheiterte Therapieversuche wiederum begünstigen die Entwicklung von Suchterkrankungen und Delinquenz (Rösler et al., 2004).

Eine früh einsetzende Intervention ist hier von besonderer Bedeutung, da die Beeinflussbarkeit der Symptomatik mit steigendem Alter vor allem bei Jugendlichen mit frühem Störungsbeginn abnimmt und es zunehmend zu einer Generalisierung der Problematik über den familiären Rahmen hinaus kommt (Wagner et al., 2004).

1.1 Expansive Verhaltensstörungen

Zu den expansiven oder externalisierenden Verhaltensstörungen zählen Aufmerksamkeitsdefizit-Hyperaktivitätsstörung, hyperkinetische Störung des Sozialverhaltens und Störungen des Sozialverhaltens. Die Symptome sind vielfältig, beeinträchtigen viele Lebensbereiche und äußern sich unter anderem in:

- Impulsivität
- motorisch unruhigem Verhalten
- oppositionellem, trotzigem Verhalten
- aggressivem Verhalten gegenüber Menschen und Tieren
- Zerstörung von Eigentum
- Betrug oder Diebstahl
- schweren Regelverstößen bis zu Delinquenz.

Etwa 5 bis 10 % der Kinder und Jugendlichen weisen eine Verhaltensstörung im expansiven Bereich auf. Jungen sind davon häufiger betroffen und zeigen mehr offen-körperlich aggressives Verhalten (z. B. Schlagen, Zerstören von Gegenständen) während Mädchen häufiger indirekte Aggressionsformen wählen (z. B. Ausschließen aus der Gruppe, Lügen). Bei Mädchen ist außerdem zu beachten, dass diese weniger stark expansive, nach außen sichtbare, Verhaltensweisen zeigen wie lautes Schreien oder Wutausbrüche.

Verschiedene Studien liefern Hinweise dafür, dass genetische Faktoren bei der Entstehung externalisierender Störungen eine große Rolle spielen. Darüber hinaus scheinen Einflüsse während der Schwangerschaft und Geburt von Bedeutung zu sein, zum Beispiel Nikotin- oder Alkoholkonsum der Mutter, chronischer Stress, Frühgeburt oder andere Geburtskomplikationen (Döpfner et al., 2000).

Soziale Faktoren, wie zum Beispiel Ablehnung durch Andere, geringe Anbindung in der Schule, Anschluss an delinquente Gleichaltrige, Armut und Kriminalität in der Wohngegend, sind als weitere wichtige Risikofaktoren zu sehen.

Die verschiedenen expansiven Verhaltensauffälligkeiten bis hin zur Störung des Sozialverhaltens treten häufig assoziiert mit der hyperkinetischen Störung auf, das heißt, Kinder und Jugendliche, die oppositionell-aggressives Verhalten zeigen, sind häufiger motorisch unruhig und aufmerksamkeitsgestört. Wobei oppositionell-aggressives Verhalten bei Kindern mit einer ADHS eher als Folge von häufig resultierenden Interaktionsschwierigkeiten zu sehen ist (Petermann/Helmsen/Koglin, 2009).

ADHS – Aufmerksamkeitsstörung

Kinder mit ADHS haben große Probleme, sich längere Zeit auf eine Tätigkeit zu konzentrieren, vor allem dann, wenn diese nicht selbst gewählt wird und mit geringer Eigenmotivation verbunden ist, wie etwa bei Schularbeiten. Sie lassen sich sehr leicht ablenken, unterbrechen häufig ihre Tätigkeit und können gestellte Aufgaben oft nicht zu Ende bringen. Ebenso häufig hören sie scheinbar nicht zu, wenn man ihnen etwas sagt. Sie verlieren wiederholt Dinge und haben große Probleme, ihren Alltag zu organisieren.

ADHS – Impulsivität

Kinder und Jugendliche, die von ADHS betroffen sind, handeln häufig, bevor sie nachdenken. Sie platzen beispielsweise mit Antworten heraus, ehe eine Frage zu Ende gestellt ist, beginnen Aufgaben, ohne sich die Anweisungen sorgfältig durchzulesen, unterbrechen andere häufig, reden dazwischen und können kaum abwarten, bis sie beispielsweise beim Spielen selbst an der Reihe sind.

ADHS – motorische Unruhe

Mit motorischer Unruhe sind Verhaltensauffälligkeiten gemeint, die vorwiegend dem Bild vom klassischen «Zappelphilipp» entsprechen. Hyperaktiven Kindern fällt es meist sehr schwer, still zu sitzen; sie zappeln nicht-altersgemäß viel mit Händen oder Füßen, rutschen auf dem Stuhl herum und neigen dazu, aufzustehen oder herumzulaufen, auch wenn es in der Situation nicht angemessen ist. Motorische Unruhe und mangelnde Aufmerksamkeit führen in der Schule oft zu Leistungsproblemen, was in der Folge häufig das Selbstvertrauen der Kinder negativ beeinflusst. Im Kontakt mit Gleichaltrigen, Erziehern oder Lehrern erfahren sie teilweise Ablehnung oder Unverständnis.

Mit zunehmendem Alter lässt dieser körperliche Bewegungsdrang oft nach, jedoch beschreiben Jugendliche und Erwachsene vielfach ein Gefühl der inneren Unruhe.

Wer von ADHS betroffen ist, ist dies sein Leben lang. Dies bedeutet nicht, dass die Symptome lebenslang unverändert bestehen bleiben. Mit zunehmendem Alter geht die motorische Unruhe meist zurück, die Aufmerksamkeitsprobleme können durch erlernte Techniken kompensiert und die Impulsivität kann unter Umständen besser kontrolliert werden. In den meisten Fällen lässt sich eine mehr oder weniger ausgeprägte Restsymptomatik im Erwachsenenalter feststellen.

Die Diagnose ADHS kann nicht allein aufgrund eines einzelnen Tests oder Fragebogens gestellt werden. Um eine tatsächliche Störung von Normvarianten des kindlichen Verhaltens sowie anderen Störungsbildern klar abgrenzen zu können, ist eine umfassende Diagnostik geboten. Diese sollte Informationen aus verschiedenen Quellen (Eltern, Lehrer/Erzieher, Kind), Fragebögen zur Fremd- und

Selbsteinschätzung, mehrmalige Verhaltensbeobachtung, Leistungstests (Intelligenz-, Aufmerksamkeits- und Konzentrationstests) sowie eine körperlich-neurologische Untersuchung umfassen.

Je genauer letztlich die Diagnostik ist und umso klarer die Problembereiche einzugrenzen sind, desto passgenauer kann auch eine entsprechende Therapie eingeleitet werden (Döpfner et al., 2006).

Störung des Sozialverhaltens

Die am häufigsten mit ADHS einhergehende Störung ist die sogenannte Störung des Sozialverhaltens (SSV).

Im Kindesalter äußert sich diese meist in oppositionell-verweigerndem Verhalten wie Regelmissachtungen, aktives Widersetzen bei Anweisungen von Erwachsenen, viele oder besonders heftige Wutausbrüche und Lügen zum eigenen Vorteil.

Im weiteren Verlauf kann es zu delinquenten Handlungen wie Stehlen, Zerstören fremden Eigentums, dem Gebrauch von Waffen, Tierquälerei, Feuerlegen, körperlichen Aggressionen, überlegtes Ärgern oder Schuleschwänzen kommen (Lavigne et al., 2001).

ADHS-SSV-Begleitstörungen

Neben den Symptomen einer SSV und allgemeinen sozialen und schulischen Schwierigkeiten entwickeln viele Kinder mit ADHS auch Angst- oder Tic-Störungen (unwillkürliche Bewegungen wie Blinzeln, Zucken, aber auch Lautäußerungen wie Grunzen oder Räuspern). Ebenso besteht ein erhöhtes Risiko für Depressionen. Auf lange Sicht und bei einem ungünstigen Verlauf steigt das spätere Suchtrisiko dieser Kinder.

Für die Lebensperspektive sind die Verhaltensstörungen aufgrund ihrer hohen Prävalenz und des Risikos von negativen Folgen von großer Bedeutung. Vor allem, wenn sie sich schon im frühen Alter manifestieren, besteht in der Adoleszenz ein erhöhtes Risiko für Delinquenz, Stimmungsstörungen, Drogenmissbrauch und soziale Dysfunktionen am Arbeitsplatz oder in der Familie.

1.2 Therapieansätze für expansive Verhaltensstörungen

Unter den Therapieansätzen für externalisierende Verhaltensstörungen haben sich für die Verbesserung sowohl des kindlichen als auch des elterlichen Verhaltens die Kombination aus vorwiegend verhaltenstherapeutischem Elterntraining und sozial kognitivem Problemlösetraining als besonders effektiv und nachhaltig erwiesen (Webster-Stratton & Hammond, 1997). Klassischerweise finden die Behandlungen von verhaltensauffälligen Kindern im ambulanten, teilstationären oder, falls erforderlich, stationären Rahmen statt, wobei das Interventionssetting in Abhängigkeit von der Stärke und dem Chronifizierungsgrad der Symptomatik, dem Auftreten zusätzlicher Störungen und dem Patienten selbst, seiner Familie und dem Umfeld gewählt wird (Döpfner & Petermann, 2004). Reicht eine ambulante Betreuung nicht mehr aus, oder bewirkt sie nicht den erwünschten Erfolg, kann eine teilstationäre oder sogar stationäre Unterbringung indiziert sein.

Die oft sehr kostspieligen Behandlungen im teilstationären bzw. stationären Rahmen zielen meist nur auf eine Verbesserung der akut auftretenden Symptomatik ab, nicht jedoch auf eine langfristige Veränderung der Ursachen der jeweiligen Störung (Schmidt et al., 2006).

Eine Reduktion der psychischen Auffälligkeiten im Kindesalter erfordert meist eine Veränderung der Verhaltensweisen im Alltag der Betroffenen. Der Transfer der erlernten Verhaltensweisen in den häuslichen Rahmen oder das sonstige Alltagsmilieu gelingt jedoch oft nur schwer (Göpel et al., 1996). Dadurch können wichtige Inhalte verloren gehen, die für eine Veränderung der Problematik im häuslichen Umfeld ausschlaggebend sind. Insbesondere die automatisierten Interaktionsweisen innerhalb von Familien, die gerade bei Verhaltensstörungen zur Aufrechterhaltung der Problematik beitragen, sind meist nur schwer durch externe Anleitungen außerhalb des häuslichen Rahmens zu verändern. Meist sind solche Ansätze nur dann fruchtbar, wenn die Eltern ausreichende häusliche Ressourcen aufbringen, um ambulante Therapieziele umzusetzen.

Verstärkt aufsuchende bzw. familienzentrierte Angebote können die Effektivität ambulanter Interventionen deutlich verbessern (Wagner et al., 2004). Gerade bei multiplen familiären Belastungen und schwacher Compliance, die bei Familien mit expansiven Störungen gehäuft auftreten (Pliszka et al., 2003; Kazdin, 1993), stellt das sogenannte «Hometreatment» – im Sinne einer aufsuchenden Behandlung des Kindes durch einen Therapeuten im gewohnten familiären Umfeld – eine mögliche Alternative dar. Hierbei findet die Behandlung in der natürlichen Umwelt des Patienten und seiner Familie statt, um so die Vermittlung und Umsetzung relevanter Inhalte der Therapie zu erleichtern.

Die positive Wirkung eines Hometreatment bei der Therapie psychischer Störungen im Kindesalter wurde in mehreren Studien nachgewiesen (Remschmidt & Schmidt, 1988; Winsberg et al., 1980). Diese konnten zeigen, dass bei gleichen Ausgangsbedingungen das Ergebnis einer Behandlung im häuslichen Milieu den Effekten einer stationären oder teilstationären Behandlung entsprach.

Bisherige Erfahrungen mit den Hometreatment-Programmen bei Kindern mit ADHS und SSV belegen eine der stationären Behandlung vergleichbare Effektivität, und zwar bis zu einem Jahr danach (Göpel et al., 1996). Vergleichbare Ergebnisse ergaben die Untersuchungen der Arbeitsgruppe Henggeler (2003), die mit der Interventionsform der «home-based» multisystemischen Therapie (MST) psychiatrische Patienten ambulant statt stationär behandelten.

Hometreatment-Elemente werden darüber hinaus als Bausteine komplexerer Präventionsprogramme genutzt, die sich im Sinne einer indizierten Prävention an Risikofamilien richten, bei denen die Kinder bestimmte Merkmale einer Störung bereits aufweisen, in der Hoffnung, eine weitere Entwicklung delinquenten und aggressiven Verhaltens zu verhindern.

Ein Beispiel ist hier das FAST-Programm (Families and Schools Together, Conduct Problems Prevention Research Group, 1999) für Kinder mit aggressiv-dissozialen Verhaltensproblemen mit einem eindrucksvollen, wenn auch sehr aufwändigen Design. Eine Kombination aus familienzentriert-aufsuchender Behandlung und Elterntraining mit sozialem Kompetenztraining für die Kinder, Lesetraining und schulischen Interventionen wird angeboten. Ein familienzentriertes Präventionsprogramm, das sich an größere Gruppen von Risikokindern und ihre Eltern richtet, ist für die Betroffenen leichter zugänglich als traditionelle klinische Behandlungen.

Das Hometreatment hat nicht nur den Vorteil, dass ein Transfer der Inhalte und deren Umsetzung im Alltag für die Patienten stattfinden, sondern es zeigt sich auch kostengünstiger als die klassischen Therapieformen. Ein weiterer Vorteil dieser Therapieform ist die engere Beziehung zwischen Therapeut und Familie, wodurch eine intensivere Arbeitsbeziehung aufgebaut werden kann und so das Abbruchrisiko durch die Familie verringert wird. Die Verlagerung des therapeutischen Behandlungsrahmens profitiert aber auch davon, die elterliche Verantwortung unmittelbarer mit einbeziehen zu können und deren notwendige Beteiligung zu verdeutlichen.

Mit dem Hometreatment-Ansatz können die Familien zusätzlich in den Aspekten unterstützt werden, die in der klassischen Behandlung oft schwierig zu erfassen sind: zeitnahe Ermittlung von zusätzlich bedingenden Problemfaktoren (Wohnverhältnisse, Einrichtung, Umfeld) sowie eine erforderliche Anpassung von Maßnahmen auf die individuellen Familienverhältnisse. Der Hometreatment-Ansatz kann somit als wirksame alternative Interventionsform gegenüber einer ambulanten, teilstationären oder stationären Behandlung angesehen werden.

1.3 Präventive Maßnahmen bei expansiven Verhaltensstörungen

Das Thema «Prävention von oppositionellem und aggressivem Problemverhalten bei Kindern» gewann in den letzten Jahren nicht nur im klinischen Kontext, sondern auch in der Öffentlichkeit an Bedeutung.

Die Notwendigkeit und gezielte Umsetzung frühzeitiger, präventiver Maßnahmen bei verhaltensauffälligen Kindern soll hier kurz erläutert werden.

Untersuchungen von Scott et al. (2001) haben gezeigt, dass früh verhaltensauffällige Kinder im Alter von 28 Jahren im Vergleich zu unauffälligen Kindern im selben Alter die zehnfachen Kosten für den Staat verursachen. Bei einer unbehandelten Verhaltensstörung ist also nicht nur die Belastung für den Staat erheblich, sondern auch die Betroffenen selbst sind ihr Leben lang von dieser Störung beeinträchtigt. Deshalb werden vorbeugende Handlungen in der heutigen Zeit immer wichtiger.

Präventive Maßnahmen können jedoch auf unterschiedliche Weise eingesetzt werden. Eine für das FITT relevante Umsetzungsform ist die sekundäre bzw. indizierte Prävention. Die sekundäre Prävention hat zum Ziel, die Auftretensrate bereits bestehender Störungen durch Interventionsmaßnahmen zu senken, während die indizierte Prävention sich in diesem Zusammenhang speziell an Kinder richtet, bei denen bereits Symptome einer sich entwickelnden Störung zu erkennen sind, diese jedoch noch nicht alle Kriterien der Störung voll erfüllen müssen. Eine Kombination dieser Ansätze wurde im Projekt «Zappelphilipp» integrierend umgesetzt.

1.4 Ausgangslage für die Entstehung von FITT

In der Stadt Mannheim konstatiert das Polizeipräsidium schon seit vielen Jahren eine erhöhte Kriminalität bei Kindern und Jugendlichen. Im Jahr 2006 waren gemäß der Kriminalstatistik der Stadt Mannheim 605 Kinder im Alter von acht bis 13 Jahren tatverdächtig, zwei Drittel davon wurden erstmalig polizeilich auffällig.

Weiterhin sind ca. zehn bis 20 der jährlich tatverdächtigen Kinder sogenannte Intensivtäter, also Täter von besonders schweren oder zahlreichen Delikten. Unter diesen Intensivtätern findet sich ein auffälliger Anteil (60 %) mit einer hyperkinetischen Störung des Sozialverhaltens.

Der deutliche Zusammenhang von ADHS und delinquentem Verhalten veranlasste das Polizeipräsidium Mannheim und das Zentralinstitut für Seelische Gesundheit zu einer ungewöhnlichen, neuen Kooperation. Das bundesweit einmalige Präventionsprojekt «Zappelphilipp» für Kinder mit ADHS in Verbindung mit delinquentem Verhalten wurde gegründet. Um erstmalig bei der Polizei gemeldete Kinder vor einer kriminellen Laufbahn zu bewahren, ist eine frühzeitige Intervention geboten. Nicht nur die negativen Auswirkungen auf die individuellen Lebensläufe können verhindert, auch spätere Folgekosten – entstehend durch eine stationäre Maßnahme (Klinik- bzw. Jugendhilfe-Aufenthalt oder Inhaftierung) – können reduziert werden.

Das Projekt hat sich zum Ziel gesetzt, eventuelle Störungen früh zu erkennen und mit einem Hometreatment-Ansatz im unmittelbaren Lebensumfeld des Kindes, in der Familie, pädagogisch-therapeutisch zu intervenieren. Einem ungünstigen Verlauf des Störungsbildes soll durch Hilfe zur Selbsthilfe entgegengewirkt werden, indem zusätzlich zu der Arbeit mit dem Kind auch dessen Eltern und Geschwister mit einbezogen werden.

Sicherlich aus vielschichtiger und weiterreichender Motivation entstanden, lässt sich das Präventionsprojekt «Zappelphilipp» exakt in die Schnittmenge von Bedarf und Kostenreduktion einfügen. Die sekundäre bzw. indizierte Prävention soll frühzeitig eine Hilfsmaßnahme für Eltern und Kinder darstellen, bevor Kinder eine delinquente Karriere einschlagen und sich entsprechend hohe Folgekosten ergeben.

Die Behandlung soll kompakt und effizient vonstattengehen, weshalb das Hometreatment-Setting gewählt wurde. Auf diese Weise lässt sich eine stationäre Behandlung zumeist vermeiden. Indem der Grundsatz «Hilfe zur Selbsthilfe» verfolgt wird, sollen eine längerfristige Erfolgsstabilisierung und ein eigenständiger Umgang mit neuen Problemen erreicht werden.

Über die Manualisierung der Behandlung sollte einerseits eine Orientierung für die Familie und den Familientrainer geschaffen, andererseits eine standardisierte Anwendbarkeit ermöglicht werden. Die wissenschaftliche Begleitung des Projektes hat Wirksamkeitsnachweise der Behandlung erbracht.

Entsprechend können die Ziele wie folgt zusammengefasst werden:

- Installation eines speziellen Hilfsangebotes an der Schnittstelle Polizei/Kinder- und Jugendpsychiatrie
- Entwicklung eines manualisierten Behandlungsansatzes
- Evaluation des Behandlungsansatzes.

Im Zusammenhang mit dem Projekt «Zappelphilipp» wird die Behandlung im häuslichen Umfeld durch die weitere Zielsetzung der rechtzeitigen und damit indizierten Prävention kindlicher Verhaltensstörungen ergänzt.

Die Durchführung des Hometreatments im Projekt wird durch einen manualisierten Therapieansatz bestimmt, der gegenüber einem nicht-manualisierten Ansatz entscheidende Vorteile aufweist. Er erleichtert dem Therapeuten und der Familie durch den am Arbeitsmaterial orientierten «Leitfaden» die zielgerichtete Veränderung der oft vielfältigen Probleme in der Familie. Er ermöglicht eine konkrete und effektive Problemanalyse, kann der Familie bei der Etablierung verschiedener Veränderungsprozesse Unterstützung bieten und ermöglicht eine flexible Anpassung des Arbeitsmaterials an störungsspezifische Probleme. Ein manualisiertes Hometreatment wurde bisher jedoch noch nicht als präventive Maßnahme untersucht und stellt somit eine neue Perspektive für die Prävention kindlicher Verhaltensstörungen dar.

2. FITT – Familienintervention zur intensiven Förderung von Kindern mit expansiven Verhaltensauffälligkeiten

2.1 Allgemeine Zielsetzung

FITT ist ein Familientraining, das für Kinder und ihre Familien entwickelt wurde, die Schwierigkeiten im sozialen, persönlichen, familiären und schulischen Bereich haben. Den Kindern fällt es schwer, sich an Absprachen zu halten, Regeln zu befolgen, häufig zeigen sie aggressives und oppositionelles Verhalten. Meistens sind die Schwierigkeiten im schulischen Bereich am größten, da die Kinder im Unterricht unaufmerksam sind, störendes Verhalten zeigen und immer wieder in Konflikte mit Mitschülern geraten.

Durch das Training im häuslichen Umfeld des Kindes werden unter anderem Veränderungen in der sozialen Interaktionsfähigkeit, im Umgang mit Gleichaltrigen und ein besserer Umgang mit Gefühlen angestrebt. Mit der Unterstützung des Familientrainers hat sich bis jetzt eine Kooperation der Eltern mit der Schule als sehr positiv erwiesen mit dem Ziel, mehr Transparenz signalisieren zu können, Kommunikation zu verbessern und Zusammenarbeit zu fördern.

2.2 Ziele von FITT

- Förderung des Kindes hinsichtlich Erkennen von und Umgang mit Gefühlen sowie der Einsatz von Problemlösefähigkeiten durch das Kindertraining
- Stärkung der elterlichen Erziehungsmöglichkeiten durch ein gezieltes Elterntraining
- Zusammenfügen aller Fertigkeiten und Übertragung in den Familienalltag durch das Familientraining.

Zur Zielerreichung werden eine **Kennenlernsitzung,** 18 inhaltliche und drei **Auffrischungssitzungen** durchgeführt. In den ersten sechs Wochen finden jeweils zwei Termine wöchentlich statt (bis zur 12. Sitzung), danach folgen vier Sitzungen im wöchentlichen Rhythmus (bis zur 16. Sitzung) und abschließend werden zwei Termine 14-tägig abgehalten (bis zur 18. Sitzung). Aufgefrischt werden die Inhalte nach Abschluss des **Familientrainings** in drei Auffrischungssitzungen nach drei, sechs und neun Monaten.

Um die einzelnen Fortschritte in der Familie besser einschätzen zu können, werden noch zwei zusätzliche Sitzungen in das Familientraining eingebaut (Monitoring und Umgang mit Stress, Ressourcenaktivierung).

2.3 Struktur und Rahmenbedingungen

Allgemeine Struktur

Im Nachfolgenden wird die Struktur von FITT für das Training in der Familie beschrieben. Zielgruppe sind Familien mit Kindern im Alter von acht bis 13 Jahren. FITT kann vor allem bei Kindern angewendet werden, die Schwierigkeiten haben, sich zu kontrollieren, die ständig in Konflikte mit anderen geraten, die sehr unruhig sind, die schon mal etwas geklaut haben und die sich nicht an Absprachen halten.

Sitzungsstruktur

Die einzelnen Sitzungen sind gegliedert in: **Kindertraining** (Rückblick der letzten Sitzung, Besprechen des Übungsauftrages, neues Thema oder Wiederholung, neuer/wiederholter Übungsauftrag, Zusammenfassung), **Elterntraining** (Rückblick der letzten Sitzung, Besprechen des Übungsauftrages, neues Thema oder Wiederholung, neuer/wiederholter Übungsauftrag, Zusammenfassung) und **Familientraining** (gemeinsame Absprachen oder gemeinsames Üben und Abschluss). In einzelnen Sitzungen (Sitzung 12 und Auffrischungssitzungen) findet aus themenspezifischen Gründen nur der Familienteil statt.

Die Familientrainer erarbeiten in ca. 90 Minuten einen Teil mit dem Kind, einen Teil mit den Eltern und einen Teil mit der Familie.

Im Einzelnen werden nun die Teilbereiche (Kinder-, Eltern-, Familientraining) genauer vorgestellt.

Inhalte des Kindertrainings

Kindern mit expansiven Verhaltensauffälligkeiten fehlt es an Fertigkeiten im Kontakt mit anderen und im vernünftigen Lösen von alltäglichen Problemen. Das Training beinhaltet Erarbeiten von Lösungsstrategien, Erwerb von sozialen Kompetenzen, Selbstsicherheitstraining und Umgang mit Emotionen – vor allem Wut nach Enttäuschung. Des Weiteren lernt das Kind, schwierige Situationen richtig einzuschätzen und darüber nachzudenken, angemessene Lösungen zu finden und diese anzuwenden. Auch der Umgang mit heimlichem Verhalten ist ein zentrales Thema des Kindertrainings. Eine der wichtigsten Botschaften für die Kinder ist es, zu erkennen, dass jedes Verhalten eine positive wie negative Konsequenz mit sich bringt. Hierzu werden mit dem Kind Verhaltensanalysen erarbeitet und die Teilnehmer werden zur Selbstbeobachtung animiert.

Das Training mit dem Kind gliedert sich in folgende Themeneinheiten:

- Kennenlernen
- Meine Ziele
- Erkennen von Gefühlen
- Erkennen von Wut
- Wie gehe ich mit Wut um? (Mutmachersätze)
- Wie gehe ich mit Wut um? (Provokationsabwehr)
- Signal: STOPP – Schritte zur Problemlösung
- Wie gehe ich mit Wut um? (Wutwegmacher)
- Wie wende ich Fertigkeiten an?
- Was heißt hier «verboten»?

Rückblick der letzten Sitzung
Das Kind hat die Möglichkeit, über die Zeit seit der letzten Sitzung zu berichten. Danach kommt es zu einer kurzen Zusammenfassung der vorherigen Stunde. Im Anschluss wird mit dem Kind der Übungsauftrag der letzten Stunde besprochen und nach aufgetretenen Problemen gefragt. Es empfiehlt sich, auf die aufgetretenen Schwierigkeiten einzugehen.

Besprechen des Übungsauftrages
In den Wiederholungssitzungen wird der jeweilige Übungsauftrag besprochen, nach Bedarf das Thema der letzten Sitzung wiederholt oder bereits besprochene Themenbereiche mit dem Kind erneut bearbeitet. Das Ziel der Übungsaufträge ist es, durch das wiederholte Einüben der Fertigkeiten den Transfer in den Alltag zu gewährleisten.

Neues Thema oder Wiederholung
Neue Themen werden bei den Kindern immer dann eingeführt, wenn es im Elterntraining zu Wiederholungssitzungen kommt. Ansonsten werden an dieser Stelle die Umsetzung und der Umgang mit Hausaufgaben der Kinder besprochen, um sie zum weiteren Üben zu animieren.

Die Eltern werden dabei verstärkt angehalten, ihre Kinder zu loben, sobald sie die Übungsaufträge durchgeführt haben, oder die Motivation zu verstärken, wenn die Übungsaufträge nicht gemacht wurden.

Die Themen, die im Kinderteil behandelt werden, sollen dem Kind dabei helfen, wesentliche Fertigkeiten zur Gefühls- und Verhaltensregulation zu erlernen bzw. auszubauen. Bei den einzelnen Aufgaben ist es von Vorteil, dass die Eltern anwesend bleiben, um direkt mit einbezogen werden zu können und um die Fertigkeiten und Ressourcen ihres Kindes aktiv zu erkennen. Bei dem Thema «Heimliches Verhalten» hat es sich bewährt, das Kindertraining nur mit dem Kind alleine durchzuführen, um den Kindern die Möglichkeit zu geben, ohne Angst vor negativen Konsequenzen offen über verbotenes Handeln zu berichten.

Neuer Übungsauftrag und Zusammenfassung

Die Übungsaufträge werden in schriftlicher Form an die Kinder weitergegeben und detailliert mit den Kindern besprochen.

Zum Abschluss erhält das Kind eine schriftliche Zusammenfassung des Kindertrainings, die einzelnen Punkte werden stichpunktartig mit Unterstützung des Kindes zusammengefasst.

Inhalte des Elterntrainings

Ein Kind, das Symptome wie Aufmerksamkeitsdefizit, aggressives oder oppositionell-dominantes Verhalten zeigt, benötigt und fordert zugleich mehr Klarheit und Regeltransparenz und einen einheitlichen Erziehungsstil der Eltern als Kinder ohne ähnliche Verhaltensauffälligkeiten.

Für die Erziehung von Kindern mit expansiven Verhaltensauffälligkeiten benötigen Eltern viel Kraft, Geduld und einen langen Atem. Wichtig ist es, dass die Eltern ihre Energien und Maßnahmen gezielt einsetzen.

Als **grundlegendes Prinzip** wird den Eltern vermittelt, dass die aggressive, oppositionelle oder dissoziale Verhaltensweise des Kindes von ihnen nicht toleriert und unterstützt wird. Wenn unerwünschtes Verhalten sowie Widerstand gegen Verbote von den Eltern nicht reglementiert werden, indem sie dem Verhalten nachgeben, wird die Auftretenswahrscheinlichkeit dieses Verhaltens zunehmen. Ziel ist es, den Teufelskreis von Beschimpfung und Ablehnung/Abwertung des Kindes zu unterbrechen, indem eine positive Eltern-Kind- Beziehung aufgebaut bzw. wiederhergestellt wird. Durch klare Absprachen und Einführung von positiven und negativen Konsequenzen kann eine Stabilisierung in der Eltern-Kind-Beziehung erreicht werden.

Innerhalb des Trainings erwerben die Eltern mehr Erziehungs-Kompetenzen, um so das Verhalten ihres Kindes effektiver beeinflussen zu können. Es werden Erziehungsfertigkeiten erarbeitet, die auf Verhaltensänderungen bei den Kindern gerichtet sind.

Das Training mit den Eltern gliedert sich in folgende Themeneinheiten:

- Klärung der allgemeinen Regeln des Verhaltens mit dem Auftrag, Hausregeln zu erstellen

- Wahrnehmen von Verhalten
- Ich-Botschaften
- Aufträge geben
- Loben/Belohnen
- negative Konsequenz: ignorieren, Verstärker entfernen
- negative Konsequenz: Auszeit
- Umgang mit verbotenem, heimlichem Verhalten
- Schaffen eines positiven Familienklimas.

Rückblick der letzten Sitzung

Zu Beginn wird den Eltern die Möglichkeit gegeben, von den Geschehnissen der letzten Tage zu berichten. Wenn sich dabei Problemfelder (Schwierigkeiten in der Familie oder mit dem Kind) ergeben, die eventuell das Arbeiten an den Übungsaufträgen erschweren bzw. unmöglich machen, soll darauf eingegangen werden. Hierbei sollte der Trainer verstärkte Motivationsarbeit leisten und gemeinsam mit den Eltern Ressourcen definieren, um gleichzeitig auf Sinn und Zweck des Familientrainings aufmerksam zu machen. Anschließend wird das Thema der vorherigen Stunde kurz zusammengefasst. Die Eltern werden aufgefordert, Fragen zu stellen oder Unsicherheiten zu benennen.

Besprechen des Übungsauftrages

Das Ziel der Übungsaufträge ist es, durch die wiederholten Übungen der Fertigkeiten einen Transfer in den Alltag zu gewährleisten. Hier wird die Umsetzung der Aufträge besprochen und die Aufmerksamkeit kurz auf die Themen der vorherigen Stunden gelenkt («Wiederholung fördert den Lerneffekt»). Wenn Eltern nicht an ihren Aufgaben gearbeitet haben, sollte man die Eltern auf deren Wichtigkeit hinweisen. Nur durch praktisches Üben, durch die Auseinandersetzung mit den Themeninhalten kann es zu einer Etablierung von Veränderung in der Familie kommen. Mit den Eltern wird besprochen, wie und wann die Aufgaben nachgeholt werden können.

Neues Thema oder Wiederholung

Für die Elternthemen sowie die Familienthemen stehen prinzipiell je eine Einführungs- und Wiederholungssitzung zur Verfügung. Der Familientrainer kann nach eigenem Ermessen abwägen, welche Inhalte keine Wiederholung benötigen und welche Themen sich schwierig in der Umsetzung in den Alltag gestaltet haben. Es kann also vorkommen, dass für bestimmte Inhalte nur eine Sitzung und für andere zwei Termine verwendet werden müssen.

Neuer Übungsauftrag und Zusammenfassung

Die Übungsaufträge werden ebenfalls in schriftlicher Form an die Eltern weitergegeben und detailliert mit den Eltern besprochen. Der Trainer macht deutlich, dass die Eltern zur Mitarbeit aufgefordert werden, indem sie den Auftrag übernehmen, Themen nachlesen und Übungsaufträge erledigen.

Für jedes Thema gibt es eine schriftliche Zusammenfassung. Am Ende der Sitzung wird diese den Eltern ausgehändigt. Erst in der nächsten Sitzung wird kurz darauf eingegangen und offenstehende Fragen beantwortet.

Inhalte des Familientrainings

Unter den expansiven Verhaltensproblemen des Kindes leidet häufig die gesamte Familie. Das Familienklima ist meistens angespannt und die Beziehungen untereinander sehr belastet.

Innerhalb des Trainings werden gezielte Familiengespräche durch Vermittlung von Basisfertigkeiten und Gesprächsregeln angeleitet und ein gemeinsames Problemlösetraining durchgeführt.

Darüber hinaus werden neu erlernte Fertigkeiten gemeinsam durch die Übungsaufträge eingeübt, per Video aufgezeichnet und gemeinsam analysiert sowie erarbeitet, in welcher Art und Weise sie in den Alltag integriert werden können.

Gemeinsame Absprachen/Üben

Den Familienteil bestreiten Kinder und Eltern gemeinsam. Den Kindern wird das Ergebnis des Elterntrainings (Veränderungen für die Familie, neue Umgangsformen, Aufstellen von Hausregeln, fünf Schritte zur Problemlösung etc.) mitgeteilt. Die Kinder werden aufgefordert, ihre Meinung zu äußern. Die Eltern sollen dabei verdeutlichen, warum es zu einer Veränderung in der Familienstruktur gekommen ist, wie wichtig und sinnvoll es den Eltern erscheint. Der Trainer kann dabei Unterstützung geben.

Je nach Thematik können nun kurze Rollenspiele und Videoaufzeichnungen mit der Familie durchgeführt werden, um den Transfer der neuen Fertigkeiten in den Alltag konkret einzuführen und erste Schwierigkeiten am konkreten Beispiel besprechen zu können.

Zusammenfassung und neuer/wiederholter Übungsauftrag

Innerhalb des Familientrainings werden drei gemeinsame Übungsaufträge bearbeitet. Beim Übungsauftrag «Fünf Schritte zur Problemlösung» wird die gesamte Familie angehalten, ein Problem nach diesem Schema gemeinsam zu lösen. In der 17. Sitzung wird der Familie der Übungsauftrag «Was war, was ist, was wird» ausgehändigt. Alle Familienmitglieder bekommen den Auftrag, sich bis zur 18. Sitzung Gedanken zu machen über die eingetretenen Veränderungen, über Problembereiche, an denen in Zukunft weitergearbeitet werden muss, über die Interaktion in der Familie und über Lebensqualität. Zum Abschluss wird ein kurzes Blitzlicht «Wie geht es mir jetzt» durchgeführt und die Mitarbeit der Familie besonders hervorgehoben.

2.4 Allgemeine Trainingsprinzipien

Gleichbleibender strukturierter Ablauf
Schafft Routine, Stabilität und hilft der Familie, sich zu orientieren.

Beispiel: Im Trainingsprogramm wird immer mit dem Kinderteil begonnen, danach kommen die Eltern, den Abschluss bildet der Familienteil.

Wechsel zwischen Theorie und Praxis
In den Sitzungen werden zu Beginn theoretische Inhalte mit den Kindern und den Eltern erarbeitet, um eine fundierte Ausgangsbasis für das Üben schaffen zu können. Danach bekommen sowohl die Kinder als auch die Eltern die Möglichkeit, das theoretisch Bearbeitete in die Praxis umzusetzen.

Beispiel: In den Sitzungen werden mit den Kindern einzelne Übungen (z. B. Rollenspiele, das Aufzeichnen bestimmter Situationen auf Video) durchgeführt, um das Erarbeitete auch praktisch umsetzen zu können. Um einen besseren Transfer zu gewährleisten und einzelne Situationen intensiver bearbeiten zu können, bekommen das Kind/die Eltern/die Familie in jeder Sitzung einen Übungsauftrag.

Rückblick und Besprechung des Übungsauftrages
Zu Beginn der Sitzung hat der Trainer die Möglichkeit nachzufragen, ob die Inhalte und das Ausfüllen der Übungsaufträge zu Problemen geführt hat. Wenn Probleme auftreten, können diese gemeinsam mit den Eltern besprochen und nach Lösungsmöglichkeiten gesucht werden.

Beispiel: Wenn die Eltern berichten, dass sich das Kind nicht an den Übungsauftrag und die besprochene Vorgehensweise gehalten hat, kann dies nochmals mit Unterstützung des Familientrainers besprochen und die Problembereiche konkret herausgearbeitet werden.

Wiederholung
Durch das Wiederholen bzw. das Vertiefen bestimmter Themenbereiche – zum Beispiel Hausregeln, Umgang mit Gefühlen, Wahrnehmen von Verhalten – bekommen das Kind/die Eltern die Möglichkeit, sich intensiv mit dem Thema auseinanderzusetzen. Durch das konsequente Wiederholen können bestimmte gewünschte bzw. unerwünschte Verhaltensweisen trainiert und intensiviert werden.

Beispiel: Das Kind wird immer wieder mit der Tatsache konfrontiert, dass auf jedes gezeigte Verhalten eine Konsequenz folgt (Vorher – Verhalten – Nachher). Somit lernt das Kind, Eigenverantwortung für sein Handeln zu übernehmen und gewinnt an Selbstvertrauen.

3. Trainingsbausteine: Kindertraining – Elterntraining – Familientraining

Im Folgenden werden die einzelnen Sitzungen von FITT vorgestellt.

Kennenlernsitzung

■ Arbeitsmaterial

F1 Erklärungsmodell
F4 Was kann durch das Training verändert werden?
F2 Gemeinsame Ziele
F3 Übersicht Hometreatment

FÜ Tagesstrukturplan

K Mein Steckbrief

Ziel der Kennenlernsitzung
Erstes Kennenlernen, individuelles Erklärungsmodell erarbeiten, gemeinsames Formulieren von Zielen.

Programm

◆ **Familie**
- Kennenlernen
- Erklärungsmodell von expansiven Verhaltensstörungen
- Übersicht Hometreatment
- Gemeinsame Zielfindung
- Tagesstrukturplan
- Abschluss

Familientraining

Kennenlernen und Psychoedukation

In der Kennenlernsitzung stellen sich der Familientrainer und die Familie einander vor. Gemeinsam wird nach den einzelnen Problembereichen des Kindes, der Eltern und der Familie gefragt und überlegt, woran die Familie gezielt arbeiten möchte.

Anhand eines vereinfachten Schaubildes (Erklärungsmodell) sollte sowohl dem Kind als auch den Eltern der Zusammenhang zwischen expansiven Verhaltensproblemen und möglichen Einflussfaktoren (biologisch, psychosozial – Familie, Freunde, Schule) erklärt werden. Die Eltern werden darauf hingewiesen, dass Kinder mit expansiven Verhaltensauffälligkeiten mehr Struktur und klare Vorgaben benötigen als andere. Die Eltern werden mehr gefordert, und es kann leicht zu Überforderungssituationen kommen, so dass die Eltern lernen sollten, ihre Energien gezielt einzusetzen.

Danach wird zusammen mit den Eltern die Übersicht über das Hometreatment angeschaut. Der Trainer erklärt den Eltern die genaue zeitliche Einteilung der Sitzungen und weist sie auf die Schwerpunkte des Trainings hin. In Sitzungen, in denen ein neues Thema für die Eltern eingeführt wird, muss ein größerer Zeitrahmen für das Elterntraining eingeräumt werden. In den Wiederholungssitzungen des Elterntrainings wird dann im Kindertraining ein neues Thema eingeführt, wodurch hier ein größerer zeitlicher Rahmen eingeplant werden muss.

In diesem Zusammenhang erläutert der Trainer kurz, was durch das Training verändert werden kann.

Gemeinsame Zielfindung

Gemeinsam mit der Familie wird anhand des Arbeitsblattes «Gemeinsame Ziele» besprochen, woran sie im Training gemeinsam arbeiten möchten. Zu Beginn wird das Kind gefragt, was es denn gerne verändern möchte bzw. in welchem Bereich die meisten Schwierigkeiten liegen. Wenn dem Kind nichts einfallen sollte, werden die Eltern nach Veränderungswünschen befragt. Wichtig dabei ist, dass die formulierten Ziele sowohl für die Eltern als auch für die Kinder ihre Gültigkeit besitzen, so dass alle Beteiligten motiviert daran arbeiten können.

Tagesstrukturplan

Die Familie bekommt bis zur dritten Sitzung die Aufgabe, gemeinsam Tagesstrukturpläne zu erarbeiten (einen Tagesstrukturplan für einen normalen Wochentag überlegen, wann wer was macht, z. B. Schule, Hausaufgaben, Pflichten etc. und wann Zeiten für die Familie reserviert sind, z. B. gemeinsame Mahlzeiten, ebenso einen Plan für ein Wochenende). Für jedes Familienmitglied sollte ein Feld ausgefüllt werden.

Abschluss

Am Ende der Kennenlernsitzung teilt der Familientrainer dem Kind den Steckbrief aus und bittet es, sich bis zur nächsten Stunde das Arbeitsblatt schon mal anzuschauen. Wenn keine Fragen offen geblieben sind, bedankt sich der Trainer für die Mitarbeit und vereinbart neue Termine mit der Familie.

1. Sitzung

■ Arbeitsmaterial

Kindertraining
1 K1 Übersicht Hometreatment
1 K2 Thema 1: Kennenlernen «Das bin ICH»

1 Kü Mein Übungsauftrag Thema 1

1 Kz Meine Zusammenfassung Thema 1: Kennenlernen

Punktekarte

Elterntraining
1 E1 Thema 1: Verhalten
1 E2 Zwei Arten von Verhalten
1 E3 Veränderung des Verhaltens durch gezielte Beeinflussung
1 E4 Wie kann Verhalten beeinflusst werden? (Konsequenzen)
1 E5 Wie kann Verhalten beeinflusst werden? (Selbstbild/Selbstvertrauen)
1 E6 Thema 2: Hausregeln
1 E7 Auf was sollten Sie bei der Vergabe von Hausregeln achten?
1 E8 Weitere wichtige Faktoren
1 E9 Zwei Arten von Hausregeln: Erwartungen und Verbote
1 E10 Schema: Vorher – Verhalten – Nachher

1 EÜ Eltern-Übungsauftrag Thema 2: Hausregeln

1 EZ1 Eltern-Zusammenfassung Thema 1: Verhalten
1 EZ2 Eltern-Zusammenfassung Thema 2: Hausregeln
1 EZ3 Eltern-Zusammenfassung Thema 2: Hausregeln

Familientraining
1 F1 Welche Regeln gibt es bereits in der Familie?
1 F2 Spielkarten «Verbote» und «Erwartungen»
1 F3 Unsere Hausregeln

Ziel der 1. Sitzung
Kennenlernen «Das bin ICH», allgemeine Regeln des Verhaltens besprechen, Hausregeln aufstellen.

Programm

● **Kind**
- Übersicht Kindertraining
- Kennenlernen «Das bin ICH»
- Übungsauftrag
- Zusammenfassung

▲ **Eltern**
- Rückblick Kennenlernsitzung
- Was ist Verhalten?
- Hausregeln
- Verhaltensschema
- Übungsauftrag
- Zusammenfassung

◆ **Familie**
- Sinn und Zweck von Hausregeln
- Brainstorming Hausregeln
- Spielkarten: «Verbote» und «Erwartungen»
- Aufstellen von Hausregeln
- Abschluss

● Kindertraining Thema 1: Kennenlernen

Übersicht Kindertraining

Der Ablauf des Kindertrainings wird kurz erläutert. Zusammen mit dem Kind wird die Übersichtstabelle zum Hometreatment angeschaut und kurz erklärt, was sich hinter den einzelnen Themen des Kindertrainings verbirgt.

Thema 1 *Kennenlernen «Das bin ICH»*

Ziel der folgenden Einheit ist es, das Kennenlernen von Trainer und Kind zu intensivieren. Im Hinblick auf das Selbstbild des Kindes wird erneut auf das Erklärungsmodell aus der Kennenlernsitzung eingegangen.

Der Trainer fragt das Kind, ob es sich noch an das Erklärungsmodell erinnert und welcher Teil davon es selbst besonders betraf. Sollte das Kind sich nicht mehr erinnern, nennt der Trainer das Selbstbild und erläutert den Zusammenhang zwischen Selbstbild und Verhalten.

Der Trainer legt dem Kind das Arbeitblatt «Das bin ich» vor und erklärt, dass er das Kind besser kennenlernen möchte. Das Kind wird bei der Bearbeitung dazu angeregt über sich selbst nachzudenken. Das Kind kann sich kreativ betätigen, indem es in das leere Feld beispielsweise ein Foto von sich einklebt, ein Bild von sich malt oder ein Graffiti seines Namens einfügt. Nachdem das Kind seinen Namen aufgeschrieben hat, soll es sich für jeden Buchstaben seines Namens ein passendes Wort/Adjektiv überlegen.

- *Beispiel:* PASCAL = Power, aufregend, schlau, cool, aggressiv, lustig.

Anschließend wird das Arbeitsblatt «Steckbrief» durchgegangen, das der Trainer bereits in der Kennenlernsitzung dem Kind gegeben hat. Der Trainer hat hier die Möglichkeit, einige grundlegende Dinge über das Kind zu erfahren, und auch das Kind selbst kann einige Dinge über sich herausfinden.

Übungsauftrag

Der Trainer erläutert, welchen Zweck die Übungsaufträge erfüllen sollen: Das Kind soll lernen, das im Training Erarbeitete in den Alltag zu übertragen und weiter daran üben. Es wird eingeführt, dass das Kind Punkte dafür verdienen kann (siehe Meine Zusammenfassung Thema 1: Kennenlernen) und dem Kind wird die Punktekarte gezeigt.

Zur Verbesserung der Eltern-Kind-Beziehung wird erarbeitet, dass die Eltern Belohnungen für erreichte Punkte vergeben sollen. Eltern und Kind überlegen gemeinsam, was eintauschbare Belohnungen für die Punkte sein könnten (es kann frei entschieden werden, ob für je eine Reihe erreichter Punkte eine kleinere Belohnung gegeben wird oder ob für die gesamte Karte eine größere Belohnung eingelöst werden kann). Diese werden auf der Punktekarte notiert. Die Punktekarte verbleibt bei dem Trainer und wird zu jeder Sitzung mitgebracht.

Dann wird der Übungsauftrag besprochen. Einleitend wird die Frage gestellt, was das Kind in der letzten Woche wie oft gut gemacht hat. So kann der Zweck dieses Übungsauftrags verdeutlicht werden: das Kind soll sich einmal genau beobachten und sein eigenes Verhalten bewusster wahrnehmen.

Zusammenfassung

Das Kind erhält die schriftliche Zusammenfassung. Der Trainer erläutert diese kurz mündlich.

▲ Elterntraining Thema 1: Was ist Verhalten
Thema 2: Hausregeln

Rückblick Kennenlernsitzung
Der Trainer erkundigt sich, ob noch Fragen offen sind zu den Informationen über das individuelle Erklärungsmodell des Kindes bzw. über den Ablauf des Hometreatments.

Thema 1 *Was ist Verhalten?*

Anhand des Arbeitsmaterials wird den Eltern eine kurze allgemeine Information über Verhalten und den Einfluss der Erziehung gegeben.

Es gibt zwei Arten von Verhalten:

- **Angeborenes Verhalten** oder auch automatisches Verhalten
  Beispiele: Zusammenzucken, wenn man erschreckt wird; Blinzeln, wenn man in helles Licht schaut.
- **Erlerntes Verhalten** oder auch Verhalten, das gelernt wird
  Beispiele: Beim Husten die Hand vor den Mund halten, pünktlich nach Hause kommen.

Nur erlerntes Verhalten kann beeinflusst und damit geändert werden.

Wie kann Verhalten beeinflusst werden?
Den Eltern wird anhand des Arbeitsmaterials verdeutlicht, dass das erlernte Verhalten gezielt beeinflusst und damit langfristig verändert werden kann.

- Durch das Training wird das positive Verhalten erlernt und nimmt damit zu.
- Das negative Verhalten wird verlernt und nimmt damit ab.

Verhalten wird durch die Folgen bzw. Konsequenzen beeinflusst
Der Trainer bespricht die Beispiele auf dem Arbeitsblatt und lässt die Eltern weitere Beispiele aufschreiben. Die Eltern werden gefragt, welches Verhalten des Kindes ihnen die meisten Schwierigkeiten bereitet; sie sollen sich dabei auf ein Verhalten einigen.

Unser Verhalten wird auch dadurch bestimmt, wie wir uns selbst sehen, also durch unser Selbstbild
Der Trainer bespricht mit den Eltern das Beispiel auf dem Arbeitsblatt. Im Anschluss sollten die Eltern selbst weitere Beispiele nennen, wodurch das Selbstbild und das Selbstvertrauen des Kindes beeinflusst werden können. Die Eltern werden gefragt, warum dies einen Einfluss auf das Verhalten des Kindes haben könnte. Wenn die Eltern keine Beispiele nennen, lenkt der Trainer durch Fragen

- ▲ auf die Auswirkungen in den Bereichen Familie, Schule und Gleichaltrigengruppe (z. B. Anerkennung, Erniedrigung).

Anhand der Tabelle erarbeitet der Trainer mit den Eltern, wie ein positives und wie ein negatives Selbstbild/Selbstvertrauen entsteht und notiert dies in der Tabelle.

Thema 2 *Hausregeln*

Kinder brauchen klare Strukturen:

1. Eindeutige und einfache Hausregeln
   Warum?
   - Regeln sind notwendig, um deutlich zu machen, was erlaubt ist und was nicht.
   - Kinder mit Verhaltensstörungen lernen Regeln oft langsamer als andere Kinder. Dieser Lernprozess kann beeinträchtigt sein durch eine kurze Aufmerksamkeitund große Ablenkbarkeit, Impulsivität (erst handeln dann denken) und/oder Verständnisprobleme.
   - Kinder mit Verhaltensstörungen brauchen daher Regeln, die einfach, klar und eindeutig sind, da sie so für das Kind leichter zu behalten sind. Die Regeln müssen konsequent angewendet werden (d. h. deutliche positive Folgen bei Einhaltung der Regeln und bekannte negative Folgen bei Nichteinhaltung).
2. Regelmäßigkeit (feste Zeiten und feste Pflichten)
   Warum?
   - Kinder mit Verhaltensstörungen brauchen viel Regelmäßigkeit und Struktur, denn dies gibt ihnen Halt und Klarheit über den Alltag. Routine bringt Ruhe in den Familienalltag.
3. Ordnung
   Warum?
   - Kinder mit Verhaltensstörungen brauchen klare Ordnung und Struktur. Sie lernen dadurch, sich selbst zu strukturieren und zu ordnen und dadurch ihre Verhaltensauffälligkeiten zu verringern.

Auf was sollten die Eltern bei der Vergabe von Hausregeln achten?

1. Ist jede Regel eindeutig und klar formuliert? Kann das Kind die Regel falsch verstehen?
2. Ist die Regel notwendig? Ist sie wichtig genug, um als Hausregel zu gelten?
3. Ist die Regel gerecht? Wende ich sie auch gerecht an?
4. Weiß das Kind, was bei einer Regelmissachtung geschieht?
5. Erinnere ich das Kind am Anfang oft genug an die Regeln?
6. Hängen die Hausregeln an einem deutlich sichtbaren Ort?

Drei Themen sind eng mit dem Aufstellen von Regeln verbunden:

1. Nicht sofort ein Ergebnis erwarten
   Warum?
   - Bevor man Erfolge sieht, müssen die Eltern mit einer schwierigen Übergangszeit rechnen, in der sie und das Kind sich an die konsequente Umsetzung der Regeln gewöhnen müssen.
   - Kinder testen, ob die Eltern das Angekündigte auch umsetzen und ob das Umgesetzte auch dauerhaft durchgesetzt wird. Hierbei ist es wichtig, dass die Eltern von Anfang an konsequent die Regeln durchsetzen und nicht nachgeben.
2. Eine gute Kooperation zwischen den Eltern
   Warum?
   - Einigkeit über familiäre Strukturen, Erziehungsmethoden und Ziele sind hier besonders wichtig, was der Trainer besonders deutlich herausarbeiten sollte.
   - Wenn Kinder wahrnehmen, dass sie die Eltern gegeneinander ausspielen können, da Uneinigkeit herrscht, werden die Hausregeln nicht befolgt und erreichen dadurch nicht den beabsichtigten Effekt.
3. Gegenseitiger Respekt
   Warum?
   - Respekt soll auf Gegenseitigkeit beruhen. Dies bedeutet, dass sowohl der Respekt vom Kind den Eltern gegenüber, aber auch der Respekt der Eltern dem Kind gegenüber gemeint ist.

Zwei Arten von Hausregeln: Erwartungen und Verbote
Der Trainer erarbeitet anhand der Tabelle mit den Eltern die Unterschiede zwischen Erwartungen und Verboten.

Hausregeln werden unterteilt in Erwartungen und Verbote:

- **Erwartungen:** Verhalten, das vom Kind so oft wie möglich gezeigt werden soll (z. B.: Zimmer aufräumen, pünktlich nach Hause kommen).
- **Verbote:** Verhalten, das vom Kind so selten wie möglich gezeigt werden soll (z. B.: schreien, schlagen, treten).

Die kurzfristige Wirkung: Das unerwünschte Verhalten nimmt ab.

Die langfristige Wirkung: Das Kind gewöhnt sich an die Regeln, das erwünschte Verhalten nimmt zu.

▲ Der Trainer erarbeitet mit den Eltern weitere Beispiele.

- Wird ein Verbot übertreten, hat dies sofort eine negative Konsequenz für das Kind, ohne Vorwarnung.
- Wird eine Erwartung nicht eingehalten, werden zuerst ein oder zwei Warnungen ausgesprochen als Erinnerungen an die besprochene Regel.

Verhaltensschema

Der Trainer führt das Verhaltensschema ein. Dieses bildet die Grundlage für eine Situationsanalyse und wird in vielen weiteren Sitzungen verwendet. Der Trainer weist die Eltern auf die Wichtigkeit dieses Verhaltensschemas hin.

Jedes Verhalten steht in Verbindung mit einer bestimmten Situation:

Vorher – Verhalten – Nachher

Vorher =	Was passiert vor dem Verhalten?
Verhalten =	Welches Verhalten zeigt das Kind?
Nachher =	Was passiert nach dem Verhalten?

Die Eltern sollen ein Beispielverhalten des Kindes anhand dieses Schemas durchsprechen, wobei ein Beispiel für «Vorher» die Hausregeln sein können.

Beispiel: Max hat gegen die Hausregel «nicht schlagen» verstoßen («Verhalten»). Die Mutter gibt ihm als negative Konsequenz Hausarrest («Nachher»). Das Kind akzeptiert die negative Konsequenz und geht in sein Zimmer («Nachher»).

Übungsauftrag

Der Übungsauftrag wird zusammen mit den Eltern durchgenommen (die Beschreibung wird laut vorgelesen). Die Eltern bekommen den Übungsauftrag ausgehändigt.

Die Eltern sollten in den nächsten Tagen die Anwendung der Hausregeln, die in der folgenden Einheit «Familientraining» aufgestellt werden, üben. Sie sollten jeden Tag dokumentieren, wie sich die Kinder an die Regeln gehalten und/oder gegen welche die Kinder verstoßen haben. Gleichzeitig sollten sie die Kinder auf die Regelbeachtung hinweisen. Des Weiteren sollten die Eltern dokumentieren, wie sie selbst auf das Verhalten des Kindes/der Kinder reagiert haben.

Zusammenfassung

Die Zusammenfassung dieser Sitzung wird den Eltern ausgehändigt.

◆ Familientraining

Die Kinder (auch die Geschwister) werden hinzugeholt.

Sinn und Zweck von Hausregeln

Die Familie wird gemeinsam nach dem Sinn von Regeln befragt – jeder sollte mindestens einen Grund nennen können.

Der Trainer lenkt das Gespräch darauf, dass durch Regeln jeder weiß, was von ihm erwartet wird.

Brainstorming Hausregeln

Die Familie soll bereits existierende Hausregeln benennen, die auf das Arbeitsblatt geschrieben werden. Danach wird von der Familie für jede Regel eingeschätzt, inwieweit die Regeln von den Eltern konsequent überprüft werden.

Spielkarten «Verbote» und «Erwartungen»

Anhand des Materials soll die Familie einschätzen, bei welchen Verhaltensbeispielen es um Erwartungen oder Verbote geht. Die Zuordnung kann entweder durch farbliches Markieren der Beispiele auf dem Arbeitsblatt oder durch Ziehen der einzelnen Karten (sie müssen dazu ausgeschnitten werden) und Sortieren in zwei Stapeln erfolgen.

Aufstellen von Hausregeln

Die Familie soll insgesamt vier Hausregeln benennen, wovon zwei in die Kategorie «Verbote» und zwei in die Kategorie «Erwartungen» fallen. Um die Kinder nicht zu überfordern, können je nach Alter bzw. Entwicklungsstand des Kindes auch weniger Regeln festgelegt werden. Diese werden auf das Arbeitsblatt geschrieben.

Bei Bedarf erörtert der Trainer mit den Eltern, welche Pflichten oder Verhaltenserwartungen altersgerecht sind.

Alle Familienmitglieder sollen die Hausregeln wie einen «Vertrag» unterschreiben und damit deren Einhaltung bestätigen.

Das Arbeitsblatt mit den Regeln wird an einem für jeden sichtbaren Ort aufgehängt (z. B. in der Küche oder im Wohnzimmer).

Abschluss

Der Trainer dankt der Familie für ihre Mitarbeit.

2. Sitzung

■ Arbeitsmaterial

Kindertraining

2 K1	Thema 2: Meine Ziele. Was finde ich gut? Was finde ich schwierig?
2 K2	Meine Ziele für die Zukunft
2 K3	Thema 3: Erkennen von Gefühlen. Welche Gefühle kennst du?
2 K4	Gesichter
2 K5	Finde den passenden Gesichtsausdruck
2 K6	Angenehme und unangenehme Gefühle
2 K7	Woran erkennst du...? (Freude/Trauer/Angst)
2 K8	Woran erkennst du...? (Scham oder Schuld/Wut)
2 K9	Was fühlst du?
2 K10	Schema: Situation – Gedanke – Gefühl – Verhalten
2 Kü	Mein Übungsauftrag Thema 2
2 Kz1	Meine Zusammenfassung Thema 2: Meine Ziele
2 Kz2	Meine Zusammenfassung Thema 3: Erkennen von Gefühlen

Elterntraining

2 E	Thema 3: ICH-Botschaften
2 EÜ	Eltern-Übungsauftrag Thema 2: Hausregeln (Wdh.)
2 EZ	Eltern-Zusammenfassung Thema 3: ICH-Botschaften, Basisfertigkeiten in Gesprächen

Familientraining

2 F1	Basisfertigkeiten in Gesprächen/Unsere Gesprächsregeln
2 F2	Unsere Hausregeln

Ziel der 2. Sitzung

Trainingseinheit «Meine Ziele», «Erkennen von Gefühlen», Basisfertigkeiten in Gesprächen erarbeiten, Überprüfen und Aufstellen von (neuen) Hausregeln.

Programm

● **Kind**
- Rückblick
- Besprechung des Übungsauftrags
- «Was finde ich gut? Was finde ich schwierig»? Meine Ziele
- Erkennen von Gefühlen
- Übungsauftrag
- Zusammenfassung

▲ **Eltern**
- Rückblick
- Besprechung des Übungsauftrags
- ICH-Botschaften
- Übungsauftrag (Wdh.)
- Zusammenfassung

◆ **Familie**
- Basisfertigkeiten in Gesprächen
- Festlegen von weiteren Hausregeln
- Abschluss

● Kindertraining Thema 2: Meine Ziele
Thema 3: Erkennen von Gefühlen

Rückblick

Der Trainer fragt das Kind, was es von der letzten Sitzung behalten hat und gibt selbst Hilfestellung.

Besprechung des Übungsauftrags

Der Trainer erfragt, wie der Übungsauftrag geklappt hat und welche Probleme es gab. Die Aufzeichnungen des Kindes werden angeschaut und die entsprechenden Punkte in die Punktekarte eingetragen.

Achtung: Hierbei fungiert der Trainer auch als Modell für die Eltern in Bezug auf **loben.** Sollte das Kind kaum etwas oder gar nichts gemacht haben, werden die Gründe hierfür eruiert und das Kind motiviert, den nächsten Auftrag besser zu bearbeiten. Die Eltern werden ermuntert, das Kind täglich an seinen Übungsauftrag zu erinnern und ihrerseits die Wichtigkeit der Mitarbeit zu betonen bzw. diese auch einzufordern.

Thema 2 *Was finde ich gut? Was finde ich schwierig? Meine Ziele*

Anhand des entsprechenden Arbeitsblattes werden die vorbereiteten Fragen mit dem Kind erarbeitet und die Antworten aufgeschrieben. Das Kind soll so genau wie möglich formulieren, wo es die Probleme sieht, und auch, was gut läuft.

- Mithilfe des nächsten Arbeitsblattes soll sich das Kind überlegen, was es selbst verändern möchte. Mit dem Kind werden eigene Ziele erarbeitet, die es (sowohl kurzfristig als auch langfristig) erreichen möchte. Die Ziele sollten so konkret wie möglich in einfachen Worten formuliert werden.

Thema 3 Erkennen von Gefühlen

Das Kind wird gefragt, welche Gefühle es kennt und soll diese auf das Arbeitsblatt schreiben.

Anhand der Beispielbilder (verschiedene Gesichtsausdrücke) soll die Familie versuchen, die dargestellten Gefühle zu erkennen und diese zu benennen. Durch diese Übung soll das Kind lernen, dass man anderen ansehen kann, wie diese sich fühlen. Um dies zu vertiefen, werden die Kärtchen (sie sollten vor der Sitzung ausgeschnitten werden) mit den Gefühlen verdeckt auf den Tisch gelegt. Das Kind wird aufgefordert, Kärtchen zu ziehen und das Gefühl dem entsprechenden Gesicht zuzuordnen. Die Eltern können bei dieser Übung gut mit einbezogen werden.

Anschließend werden verschiedene Gefühle (Arbeitsblatt «Finde den passenden Gesichtsausdruck») in angenehme und unangenehme Gefühle sortiert. Dabei wird die Metapher schönes Wetter/schlechtes Wetter verwendet.

Mithilfe der nächsten Arbeitsblätter beschäftigt sich das Kind mit eigenen Gefühlen konkreter (Freude, Trauer, Angst, Schuld oder Scham, Wut). Es soll herausgearbeitet werden, dass es unterschiedliche Ausdrucksformen, Körperempfindungen und Reaktionen anderer auf eigene Gefühlszustände gibt.

Zum Schluss wird erarbeitet, dass Gefühle immer auch Reaktionen auf verschiedene Situationen darstellen. Hierzu liest der Trainer die Geschichten vom Arbeitsblatt nacheinander vor. Bei jeder Geschichte werden Kind und Eltern aufgefordert, nonverbal auszudrücken, wie sie sich in der Situation fühlen würden. Der Trainer weist darauf hin, dass es hierbei kein «Richtig» oder «Falsch» gibt. Es wird nochmals geübt, Gefühle darzustellen und diese zu erkennen. Es soll herausgearbeitet werden, dass jeder anders über eine gleiche Situation denken und somit ein anderes Gefühl daraus resultieren kann.

Das Schema «Situation – Gedanke – Gefühl – Verhalten» wird eingeführt und besprochen. Der Trainer weist das Kind auf die Wichtigkeit dieses Schemas hin, es bildet die Grundlage für eine Verhaltensanalyse und wird in vielen weiteren Sitzungen angewendet werden.

Übungsauftrag

Dann wird der Übungsauftrag durchgegangen. Es wird auf den letzten Übungsauftrag Bezug genommen, der ja schon Beobachtung und Protokollierung beinhaltete. Die heute erarbeiteten Gefühle sollen festgehalten und in «angenehm» und «unangenehm» eingeteilt werden. Zusätzlich soll das Kind noch die eigene Reaktion auf die beschriebene Situation festhalten.

Zusammenfassung
Das Kind erhält die schriftlichen Zusammenfassungen zu den Themen «Meine Ziele» und «Erkennen von Gefühlen», der Trainer erläutert diese kurz mündlich.

▲ Elterntraining Thema 3: ICH-Botschaften

Rückblick
Die vorherigen Themen «Verhalten» und «Hausregeln» werden kurz zusammengefasst.

Die Eltern werden gefragt, ob sie die Zusammenfassung gelesen haben und ob sie noch Fragen zu den Themen bzw. der Zusammenfassung haben.

Besprechung des Übungsauftrags
Zuerst wird gefragt, wie sie mit dem Auftrag zurechtgekommen sind, und dieser wird zusammen angeschaut.

Die Eltern werden gefragt, was sie getan haben, wie es verlaufen ist, was die Probleme waren und wie diese Probleme eventuell gelöst werden können.

Thema 3 *ICH-Botschaften*

Anhand des Arbeitsblattes wird den Eltern der Unterschied zwischen ICH-Botschaften und DU-Aussagen verdeutlicht.

Der Trainer weist darauf hin, dass Ausdrücke wie «immer» und «nie» in der Kommunikation vermieden werden sollten, da diese den Gesprächspartner tendenziell zu Rechtfertigungen zwingen. Im Gegenzug dazu kann die Verwendung von ICH-Botschaften eine Grundlage für einen partnerschaftlichen Dialog sein.

Durch Verwendung von ICH-Botschaften zeigt sich auch die Fähigkeit, dass man eigene Gefühle und Bedürfnisse erkennen und ausdrücken kann.

Übungsauftrag (Wdh.)
In diesem Übungsauftrag geht es darum, weiterhin auf die Einhaltung der Hausregeln zu achten, insbesondere bei den im Familientraining neu aufgestellten Hausregeln. Die Eltern sollten jeden Tag dokumentieren, wie sich die Kinder an die Regeln gehalten und wie sie auf das jeweilige Verhalten reagiert haben. Außerdem sollten sie ihre Kinder auf die Regeleinhaltung hinweisen.

Zusammenfassung
Die Zusammenfassung dieser Sitzung wird den Eltern ausgehändigt.

◆ Familientraining

Die Kinder (auch die Geschwister) werden hinzugeholt.

Basisfertigkeiten in Gesprächen (Erarbeitung von Gesprächsregeln)
Mithilfe des Arbeitsblattes werden Grundlagen des Verhaltens in Gesprächen erarbeitet. Die Familienmitglieder werden nach ihrem eigenen Gesprächsverhalten befragt und die Antworten werden aufgeschrieben.

Es sollte auf folgende Ergebnisse hingearbeitet werden:

- Blickkontakt
- deutlich und nicht zu schnell sprechen
- zuhören
- ausreden lassen
- ruhig stehen oder sitzen bleiben.

Der Trainer kann dies verdeutlichen, indem er sich einmal genau entgegengesetzt verhält. Das ausgefüllte Arbeitsblatt sollte gut sichtbar aufgehängt werden, und die Familie wird aufgefordert, sich selbst hinsichtlich dieser Verhaltensweisen zu überprüfen.

Festlegen von weiteren Hausregeln
Das angemessene Verhalten und der Umgang mit den aufgestellten Hausregeln werden in der Familie besprochen (hierzu kann auch der Übungsauftrag der Eltern genutzt werden). Um die besprochenen Gesprächsregeln zu üben, kann die Familie in diesem Gespräch sich einmal gemäß der besprochenen Gesprächsregeln sowie entgegengesetzt verhalten. Diese Sequenz kann auf Video aufgezeichnet und zusammen angeschaut werden.

Die Familie wird nach Veränderungswünschen und weiteren Regeln, die sie zu Hause gerne einführen möchten, befragt; diese werden auf dem Arbeitsblatt «Unsere Hausregeln» aus der letzten Sitzung ergänzt oder auf dem Arbeitsblatt der heutigen Sitzung neu formuliert. Alter bzw. Entwicklungsstand der Kinder sollte bei der Anzahl der Hausregeln berücksichtigt werden, insgesamt sollten jedoch nicht mehr als zwei neue Hausregeln ergänzt werden. Gemeinsam wird überlegt, wie die letzten Tage verlaufen sind und was man noch verbessern könnte.

Abschluss
Zum Schluss der Sitzung erinnert der Trainer die Familie daran, die Tagesstrukturpläne (die in der Kennenlernsitzung ausgehändigt wurden) bis zur nächsten Sitzung fertig zu bearbeiten, da diese dann gemeinsam besprochen werden sollen.

Der Familie wird für ihre Mitarbeit gedankt.

3. Sitzung

■ Arbeitsmaterial

Kindertraining

3 Kü	Mein Übungsauftrag Thema 2 (Wdh.)

Elterntraining

3 E	Thema 4: Wahrnehmen von Verhalten
3 EÜ1	Eltern-Übungsauftrag Thema 4: Wahrnehmen von Verhalten durch «Zählen»
3 EÜ2	Eltern-Übungsauftrag Thema 4: Wahrnehmen von Verhalten durch «Zeitmessen»
3 EZ	Eltern-Zusammenfassung Thema 4: Wahrnehmen von Verhalten

Ziel der 3. Sitzung
Techniken der Verhaltenswahrnehmung erarbeiten, Besprechung der Tagesstruktur in der Familie.

Programm

● Kind
- Rückblick
- Besprechung des Übungsauftrags
- Wiederholung
- Übungsauftrag (Wdh.)

▲ Eltern
- Rückblick
- Besprechung des Übungsauftrags
- Wahrnehmen von Verhalten
- Tagesstruktur
- Übungsauftrag
- Zusammenfassung

◆ Familie
- Videoaufzeichnung
- Übung zur Verhaltenswahrnehmung
- Abschluss

● Kindertraining: Wiederholung Thema 2 und 3

Rückblick
Der Trainer fragt das Kind, was es von der letzten Sitzung behalten hat und gibt selbst Hilfestellung.

Besprechung des Übungsauftrags
Der Trainer erfragt, wie der Übungsauftrag geklappt hat und welche Probleme es gab. Die Aufzeichnungen des Kindes werden angeschaut und die entsprechenden Punkte in die Punktekarte eingetragen.

Wiederholung
Anhand der Bearbeitung des Übungsauftrags wird für den Trainer ersichtlich, wo Verständnis oder Umsetzungsprobleme des Kindes bestehen. Unter Verwendung der Arbeitsblätter der letzten Sitzung werden Themenbereiche erneut aufgegriffen, vor allem das Schema «Situation – Gedanke – Gefühl – Verhalten» wird nochmals besprochen und, falls nötig, bearbeitet.

Übungsauftrag (Wdh.)
Das Kind erhält noch einmal den gleichen Übungsauftrag für die nächsten Tage.

▲ Elterntraining Thema 4: Wahrnehmen von Verhalten

Rückblick
Das Thema der vorherigen Sitzung wird kurz zusammengefasst. Außerdem sollte der Trainer nochmals hervorheben:

> Hausregeln (Verbote und Erwartungen) müssen für Kinder deutlich sein.

Die Eltern werden nach eventuellen Fragen, Problemen oder Anmerkungen gefragt.

Besprechung des Übungsauftrags
Der Übungsauftrag wird mit den Eltern durchgesprochen. Die Eltern werden befragt, was sie getan haben, wie es verlaufen ist, was die Probleme waren und wie diese Probleme eventuell gelöst werden können.

Thema 4 *Wahrnehmen von Verhalten*

Übung für die Eltern
Der Trainer bittet einen Elternteil, dem anderen eine kurze Situation der letzten Woche zu erzählen.

Danach befragt der Trainer die Eltern nach verschiedenen Faktoren:

- Was ist der Unterschied zwischen Wahrnehmen des Verhaltens und Interpretieren? (keine Schlussfolgerungen ziehen, Emotionen weglassen, keine Bewertungen)
- Was sind Vorteile und Nachteile beim Wahrnehmen von Verhalten und beim Interpretieren? (Wahrnehmen von Verhalten braucht mehr Zeit, gibt aber ein

deutlicheres und objektiveres Bild; Interpretieren geht schneller, ist jedoch subjektiver.)

Der Trainer fragt die Eltern, warum gerade das Wahrnehmen von Verhalten wichtig ist. Die Antworten sollten auf Folgendes gelenkt werden:

- Welches Verhalten wollen wir genau verändern?
- Wie oft kommt dieses Verhalten tatsächlich vor?
- Welches gewünschte Verhalten zeigt das Kind bereits?
- Die Eltern sollten einen besseren Überblick bekommen, was vor dem Verhalten geschah und was auf das Verhalten folgte («Vorher – Verhalten – Nachher»-Schema).

Abschließend wird das Arbeitsblatt mit den Eltern zusammenfassend besprochen und eventuelle Unklarheiten geklärt. Es ist besonders wichtig, dass die Eltern das Wahrnehmen von Verhalten gut verstehen, um es im Alltag richtig durchführen zu können. Der Trainer kann eventuell Verständnisprobleme durch gezielte Fragen überprüfen.

Tagesstruktur
Der Tagesstrukturplan, den die Eltern in der Kennenlernsitzung zum Ausfüllen erhalten haben, wird gemeinsam angeschaut. Dabei soll der Trainer einerseits einen Einblick in den Alltag der Familie erhalten und sich unklare Aspekte erklären lassen. Andererseits soll gemeinsam mit den Eltern überlegt werden, wie viel Zeit diese gemeinsam mit ihrem Kind verbringen, ob es gemeinsame Rituale und feste Strukturen gibt, aber auch, ob die Eltern für sich selbst Zeiten finden, in denen sie entspannen können. Es gilt, die Notwendigkeit von Strukturen, gemeinsamen Zeiten, aber auch Freiräumen zu betonen und die Eltern anzuregen zu überlegen, wie sie im Bedarfsfall solche Elemente in ihre Alltagsgestaltung einbauen können.

Übungsauftrag
Die Übungsaufträge werden zusammen mit den Eltern durchgenommen. Bei diesem Auftrag sollte sowohl erwünschtes als auch unerwünschtes Verhalten wahrgenommen werden.

Anhand der Beispiele wird mit den Eltern darüber gesprochen, auf welches Verhalten sie genau achten sollen. Bei Verhalten, von dem die Eltern glauben, dass es sehr oft vorkommt, sollten sie sich fragen, wie oft dieses tatsächlich vorkommt (durch Zählen). Das Wahrnehmen fängt dann an, wenn das Verhalten am meisten sichtbar ist.

Danach erklärt der Trainer den Eltern, wann gezählt werden kann (z. B. wie oft das Kind vom Tisch wegläuft oder um Süßigkeiten fragt) und wann Zeit gemessen wird (z. B. wie lange ein Kind schreit oder weint).

▲ **Zusammenfassung**
Die Zusammenfassung wird den Eltern ausgeteilt.

◆ Familientraining

Die Kinder (auch die Geschwister) werden hinzugeholt.

Videoaufzeichnung
Die Familie wird aufgeklärt, dass nun eine Videoaufnahme einer typischen Alltagssituation erfolgt. Sie können selbst Beispiele benennen oder der Trainer wählt eine Standardsituation aus (Mahlzeit, Hausaufgabensituation, Zimmer aufräumen, Gesellschaftsspiel, Familiengespräch). Die gewählte Situation wird durch die Familie ausgeführt und per Video aufgezeichnet.

Übung zur Verhaltenswahrnehmung
Einleitend wird die Familie befragt, was ihnen während der Aufzeichnung der Situation aufgefallen ist. Jedes Familienmitglied erhält ein leeres Blatt, worauf sie ihre Eindrücke notieren sollen (zu jedem Familienmitglied mindestens ein Eindruck). Diese Eindrücke werden zusammengetragen.

Bevor die Videoaufzeichnung gemeinsam angeschaut wird, erhält jedes Familienmitglied einen daraus abgeleiteten Wahrnehmungsauftrag (ein bestimmtes Verhalten zählen oder die Zeit messen).

Die Videoaufzeichnung wird gemeinsam angeschaut, währenddessen führen die Familienmitglieder ihren Wahrnehmungsauftrag durch. Die Resultate der Verhaltenswahrnehmung werden mit den vorigen Antworten verglichen. Die Familie sollte vor allem auf mögliche Diskrepanzen zwischen der Einschätzung vorab und dem tatsächlich wahrgenommenen Verhalten aufmerksam gemacht werden. Sollten die Eindrücke sich mit dem nachfolgenden Eindruck decken, so sollte dies positiv bekräftigt werden. In jedem Fall aber geht es darum, zu versuchen, diese Übung in den Alltag zu übertragen und stärker den Fokus auf einzelne Verhaltensweisen zu richten. Dabei sollte insbesondere den Eltern verdeutlicht werden, dass die präzise Verhaltenswahrnehmung auch verbalisiert werden sollte.

Beispiel: «Das ist nun bereits das fünfte Mal, dass du fragst, ob du eine Stunde länger raus darfst. Ich habe nein gesagt und dabei bleibt es.»
Umso klarer es Eltern schaffen, exakt zu formulieren, was sie von ihren Kindern möchten, umso eher gelingt ihnen auch dieses gegenüber ihren Kindern durchzusetzen.

Abschluss
Der Familie wird für ihre Mitarbeit gedankt.

4. Sitzung

■ Arbeitsmaterial

Kindertraining

4 K1 Thema 4: Erkennen von Wut. Sätze ergänzen – Situation
4 K2 Sätze ergänzen – Verhalten
4 K3 Wenn ich wütend bin, dann...
4 K4 Wie reagieren andere auf dich, wenn du wütend bist?
4 K5 Mein Wut-Thermometer

4 Kü Mein Übungsauftrag Thema 4

4 Kz Meine Zusammenfassung Thema 4: Erkennen von Wut

Elterntraining

4 EÜ Eltern-Übungsauftrag Thema 4: Wahrnehmen von Verhalten (Wdh.)

Ziel der 4. Sitzung

Thema «Erkennen von Wut», Wahrnehmen von Verhalten gemeinsam üben.

Programm

● **Kind**
- Rückblick
- Besprechung des Übungsauftrags
- Erkennen von Wut
- Übungsauftrag
- Zusammenfassung

▲ **Eltern**
- Rückblick
- Besprechung des Übungsauftrags
- Wiederholung/Fragen
- Übungsauftrag (Wdh.)

◆ **Familie**
- Gemeinsames Üben
- Abschluss

● Kindertraining Thema 4: Erkennen von Wut

Rückblick

Der Trainer fragt das Kind, was es von der letzten Sitzung behalten hat und gibt selbst Hilfestellung.

- **Besprechung des Übungsauftrags**
  Der Trainer erfragt, wie der Übungsauftrag geklappt hat und welche Probleme es gab. Die Aufzeichnungen des Kindes werden angeschaut und die entsprechenden Punkte in die Punktekarte eingetragen.

Thema 4 Erkennen von Wut

Erkennen von Gefühlen (Freude, Trauer, Angst, Schuld oder Scham)
Anhand der beiden ersten Arbeitsblätter soll an die letzte Themeneinheit angeknüpft werden. Hierzu kann das Schema «Situation – Gedanke – Gefühl – Verhalten» nochmals gezeigt werden. Zuerst werden mit dem Kind Situationen erarbeitet, in denen diese Gefühle auftreten. Danach geht es dann gezielt um das Verhalten, das bei den jeweiligen Gefühlen gezeigt wird.

Erkennen von Wut
Anhand der beiden nächsten Arbeitsblätter soll das Gefühl «Wut» und daraus resultierende Konsequenzen erarbeitet werden. Bei Kindern mit expansiven Verhaltensproblemen ist die Wut als primäres Gefühl sehr ausgeprägt vorhanden. Aus diesem Grund wird sehr ausführlich der Umgang damit beschrieben. Je nachdem, welches primäre Gefühl bei dem Kind im Vordergrund steht, sollte der Trainer darauf eingehen und dieselbe Analyse machen, die er auch bei der Wut machen würde (siehe Zusatzmaterial).

Hauptaugenmerk sollte zum einen darauf gelegt werden, dass das Kind Wut-Gedanken und Körperempfindungen sowie sein Wut-Verhalten so anschaulich wie möglich beschreibt und vormacht. Zum anderen geht es um Konsequenzen. Das Kind soll überlegen, welche Reaktionen andere auf sein «Wut-Verhalten» zeigen könnten.

Dem Kind sollte verdeutlicht werden, dass Wut-Gefühle zwar richtig sind, nur das Verhalten eventuell unangemessen sein kann (siehe auch die Zusammenfassung zu diesem Thema).

Dann wird das Wut-Thermometer eingeführt: Das Kind wird gefragt, was ein Thermometer anzeigt und inwieweit dies im übertragenen Sinne etwas mit Wut zu tun haben könnte. Nun soll das Kind Situationen/Ereignisse nennen, bei denen es wütend geworden ist. Zusammen wird versucht, verschiedene Abstufungen herauszuarbeiten, die dann in dem Wut-Thermometer eingetragen werden. Danach wird mit dem Kind besprochen, welche Verhaltensweisen es in diesen Wut-Situationen zeigt. Diese werden ebenfalls in das Arbeitsblatt eingetragen.

Übungsauftrag
Jetzt wird der Übungsauftrag durchgegangen. Das Kind soll jeden Tag eine Situation protokollieren, in der es wütend geworden ist. Es soll kurz die Situation beschreiben, den Grund für die Wut angeben und anhand des Wut-Thermometers eintragen, wie stark seine Wut war und was es getan hat.

Zusammenfassung
Das Kind erhält die schriftliche Zusammenfassung, der Trainer erläutert diese kurz mündlich.

▲ Elterntraining Wiederholung Thema 4

Rückblick
Das vorherige Thema «Wahrnehmen von Verhalten» wird kurz zusammengefasst. Die Eltern werden gefragt, ob sie die Zusammenfassung der letzten Sitzung gelesen haben und noch Fragen zu den Themen bzw. der Zusammenfassung haben.

Besprechung des Übungsauftrags
Der Trainer fragt die Eltern, wie sie mit dem Auftrag zurechtgekommen sind. Er erkundigt sich, was die Eltern getan haben, wie es verlaufen ist, was die Probleme waren und wie diese Probleme eventuell gelöst werden können.

Wiederholung/Fragen
Anhand der Bearbeitung des Übungsauftrags wird für den Trainer ersichtlich, wo Verständnis- oder Umsetzungsprobleme der Familie bestehen. Unter Verwendung des Materials der letzten Stunde werden Themenbereiche erneut aufgegriffen.

Übungsauftrag (Wdh.)
In diesem Übungsauftrag geht es weiter darum, Verhalten wahrzunehmen und zu dokumentieren. Die Eltern sollten ihre Wahrnehmung vom Verhalten ihres Kindes weiter verbessern.

◆ Familientraining

Die Kinder (auch die Geschwister) werden hinzugeholt.

Gemeinsames Üben
Je nachdem, wie die Familie mit dem Beobachten/Wahrnehmen von Verhalten zurechtgekommen ist, kann bei Bedarf eine neue Situation auf Video aufgezeichnet und zusammen angeschaut werden (vgl. Sitzung 3).

Falls das Wahrnehmen von Verhalten schon gut funktioniert, kann erneut auf das Thema «Hausregeln» eingegangen werden.

Abschluss
Der Familie wird für ihre Mitarbeit gedankt.

5. Sitzung

Arbeitsmaterial

Kindertraining

5 Kü	Mein Übungsauftrag Thema 4 (Wdh.)

Elterntraining

5 E1	Thema 5: Aufträge geben
5 E2	Übung: Formulieren von angemessenen Aufträgen I
5 E3	Übung: Formulieren von angemessenen Aufträgen II
5 E4	Regeln zum Geben effektiver Aufträge
5 EÜ1	Eltern-Übungsauftrag Thema 5: Aufträge geben, Beispiele
5 EÜ2	Eltern-Übungsauftrag Thema 5: Aufträge geben
5 EZ1	Eltern-Zusammenfassung Thema 5: Aufträge geben
5 EZ2	Eltern-Zusammenfassung Thema 5: Ungünstige Aufträge

Ziel der 5. Sitzung

Fertigkeiten zum Geben von angemessenen Aufträgen.

Programm

● **Kind**
- Rückblick
- Besprechung des Übungsauftrags
- Wiederholung
- Übungsauftrag (Wdh.)

▲ **Eltern**
- Rückblick
- Besprechung des Übungsauftrags
- Aufträge geben
- Übungsauftrag
- Zusammenfassung

◆ **Familie**
- Klärung: Was können Aufträge sein?
- Abschluss

● Kindertraining Wiederholung Thema 4

Rückblick

Der Trainer fragt das Kind, was es von der letzten Sitzung behalten hat und gibt selbst Hilfestellung.

● **Besprechung des Übungsauftrags**
Die Aufzeichnungen des Kindes werden angeschaut und die entsprechenden Punkte in die Punktekarte eingetragen (siehe 2. Sitzung).

Wiederholung
Anhand der Bearbeitung des Übungsauftrags wird für den Trainer ersichtlich, wo Verständnis- oder Umsetzungsprobleme des Kindes bestehen. Unter Verwendung des Materials der letzten Stunde werden Themenbereiche erneut aufgegriffen, vor allem das «Wut-Thermometer» wird nochmals besprochen und, falls nötig, bearbeitet.

Es kann für den Trainer anhand der Bearbeitung der Themen und Übungsaufträge der letzten Sitzungen ersichtlich werden, dass das Kind keinen Zugang zu seiner Wut findet oder andere Gefühle mit der Wut in Zusammenhang stehen. In diesen Fällen kann er mithilfe des Zusatzmaterials geeignete Arbeitsblätter auswählen, um mit dem Kind an anderen Gefühlen (Trauer, Angst, Schuld oder Scham) zu arbeiten.

Übungsauftrag (Wdh.)
Das Kind erhält noch einmal den Übungsauftrag der letzten Sitzung zum Wiederholen.

▲ Elterntraining Thema 5: Aufträge geben

Rückblick
Die Eltern werden gefragt, ob sie Bemerkungen oder Fragen zu den Themen der letzten Sitzungen haben.

Zusätzlich fragt der Trainer, wie die Einhaltung der Hausregeln inzwischen funktioniert.

Besprechung des Übungsauftrags
Zuerst wird gefragt, wie die Eltern mit dem Auftrag zurechtgekommen sind. Der Trainer erkundigt sich, was sie getan haben, wie es verlaufen ist, was die Probleme waren und wie diese Probleme eventuell gelöst werden könnten.

Thema 5 *Aufträge geben*

Das Schema «Vorher – Verhalten – Nachher» wird wiederholt. Die Aufmerksamkeit soll auf den Teil «Vorher» gerichtet werden, also das Geben von Aufträgen.

Es geht hierbei nicht um Hausregeln (= Verbote und Erwartungen), da die Eltern (im Prinzip) dafür keine Aufträge mehr geben müssten.

▲ Der Trainer fragt die Eltern anhand des Arbeitsblattes, welche Aufträge sie «zwischendurch» erteilen:

- Warum könnte es wichtig sein, dass Ihr Kind Aufgaben erledigt? (selbständig werden, zukünftige Pflichten, Kindern etwas zutrauen/abverlangen)
- Werden die Aufträge gleich befolgt?
- Wann werden sie befolgt? (Die Eltern sollten genau darüber nachdenken.)
- Und wann nicht? (Die Eltern sollten hierbei ebenfalls genau überlegen.)

Übung zu «Aufträge geben»
(Die Kärtchen sollten vor der Sitzung ausgeschnitten werden.)

- Der Trainer überreicht den Eltern die Kärtchen der linken Seite der Arbeitsblätter mit den Beispielen für Aufträge und erläutert, dass es sich bei allen Beispielen um ungünstig formulierte Aufträge handelt. Die Eltern sollten sich diese Beispiele kurz anschauen.
- Die Eltern erhalten dann die Kärtchen mit den Kategorisierungen der Aufträge und sollen diese den entsprechenden Beispielkärtchen zuordnen.
- Im letzten Schritt sollten die Eltern jeden der ungeschickt gestellten Aufträge in einen adäquaten umformulieren. Falls dies zu große Schwierigkeiten bereitet, kann das nächste Arbeitsblatt vorgezogen werden, damit die Eltern mit dieser Unterstützung die Aufträge umformulieren können.

Regeln zum Geben effektiver Aufträge
Effektive Aufträge sind einfache Aufträge, die präzise und klar angeben, was von dem Kind erwartet wird.

- Ein einmal gegebener Auftrag muss durchgesetzt werden.
  Sind die Eltern momentan selbst dazu in der Lage? Wenn der Elternteil sich nicht dazu in der Lage fühlt, sollte er keinen Auftrag geben.
  Ist der Zeitpunkt für das Kind passend? Wenn das Kind gerade etwas tut, was ihm erlaubt wurde oder es beschäftigt sich beispielsweise mit seinen Hausaufgaben, ist der Zeitpunkt unpassend.
- Die Eltern müssen sicher stellen, dass ihr Kind den Auftrag befolgen kann. Wenn das Kind vom Auftrag überfordert ist, sollte der Auftrag nicht gegeben werden.
- Die Eltern sollten einfache und klare Aufträge geben (zur Verdeutlichung kann nochmals auf die vorherige Übung eingegangen werden).
- Die Eltern sollten Aufträge hintereinander geben, nicht auf einmal (siehe auch vorherige Übung).
- Die Eltern sollten erst die Gründe für einen Auftrag nennen, bevor sie ihn geben, nicht umgekehrt. Das Kind kann so besser verstehen, was die Gründe für den Auftrag sind.
- Die Eltern sollten jeden Auftrag nur einmal geben.

Das Wort «bitte» kann manchmal mehr bewirken!
Die Eltern sollten nicht mit ihrem Kind in Diskussionen verfallen!

Wenn die Eltern fragen, was sie tun sollen, wenn das Kind den Auftrag nicht befolgt, erklärt der Trainer den Eltern, dass dieses Verhalten unerwünscht ist, und sie sollten so verfahren, wie sie es bisher getan haben. Unerwünschtes Verhalten und der Umgang hiermit sind Themen, die erst später ausführlich besprochen werden.

Es sollte mit den Eltern besprochen werden, dass es anfänglich zu Schwierigkeiten kommen kann. Das Kind kann zuerst ein stärkeres negatives Verhalten zeigen, bevor das Verhalten in ein positives verändert wird. Zudem wird das Kind für sich überprüfen, ob die neue Vorgehensweise der Eltern auch längerfristig beibehalten wird – nur dann wird das Kind erkennen, dass es sein eigenes Verhalten auch verändern muss.

Übungsauftrag
Der Übungsauftrag wird zusammen mit den Eltern durchgenommen und anhand des Beispiels erläutert. Der Trainer fordert die Eltern auf, selbst noch ein Beispiel zur Übung zu nennen. Bei diesem Auftrag geht es um das Geben von sinnvollen Aufträgen, das Beobachten des Verhaltens des Kindes und der Reaktion der Eltern darauf.

Das Wahrnehmen von Verhalten und das Schema «Vorher – Verhalten – Nachher» werden weiter geübt.

Zusammenfassung
Danach wird den Eltern die Zusammenfassung ausgeteilt.

◆ Familientraining

Das Kind (und die Geschwister) werden hinzugeholt.

Klärung: Was können Aufträge sein?
Gemeinsam mit der gesamten Familie wird überlegt, warum es wichtig sein könnte, dass man Aufträge befolgt. Alle werden aufgefordert, Aufträge zu nennen, die bereits in der Familie gestellt werden. Der Trainer notiert diese und vergleicht sie mit den Angaben der Eltern auf dem entsprechenden Arbeitsblatt.

Abschluss
Der Familie wird für ihre Mitarbeit gedankt.

6. Sitzung

Arbeitsmaterial

Kindertraining

6 Kü	Mein Übungsauftrag, Beobachten von Verhalten

Elterntraining

6 E1	Thema 6: Loben/Belohnen. Verhalten wird durch bestimmte Faktoren gesteuert
6 E2	Übung: Ansichtssache
6 E3	Wie können Sie Ihrem Kind dabei helfen, ein positives Selbstbild zu entwickeln?
6 E4	Positive Verstärker
6 E5	Worauf sollten Sie beim Loben/Belohnen achten?
6 E6	Welche Faktoren wirken dabei unterstützend?
6 E7	Schlussfolgerungen
6 EÜ1	Eltern-Übungsauftrag Thema 6: Loben/Belohnen, Beispiele
6 EÜ2	Eltern-Übungsauftrag Thema 6: Loben/Belohnen
6 EZ1	Eltern-Zusammenfassung Thema 6: Loben/Belohnen als positive Verstärker
6 EZ2	Eltern-Zusammenfassung Thema 6: Loben/Belohnen als positive Verstärker

Familientraining

6 F1	Spielkarten: Loben/Belohnen
6 F2	Welche positiven Verstärker fallen Ihnen ein?

Ziel der 6. Sitzung

Erlernen und Steigern von erwünschtem Verhalten; «Loben und Belohnen» als positive Verstärker einführen und üben.

Programm

● **Kind**
- Rückblick
- Besprechung des Übungsauftrags

▲ **Eltern**
- Rückblick
- Besprechung des Übungsauftrags
- Verstärken von positivem Verhalten: Loben/Belohnen
- Übungsauftrag
- Zusammenfassung

◆ **Familie**
- Übung zu Loben und Belohnen
- Übungsauftrag Kind
- Abschluss

● Kindertraining Wiederholung Thema 4

Rückblick
Der Trainer fragt das Kind, was es von der letzten Sitzung behalten hat und gibt selbst Hilfestellung.

Besprechung des Übungsauftrags
Es wird erfragt, wie der Übungsauftrag geklappt hat und welche Probleme es gab. Die Aufzeichnungen des Kindes werden angeschaut und die entsprechenden Punkte in die Punktekarte eingetragen (siehe 2. Sitzung).

Wiederholung
Anhand der Bearbeitung des Übungsauftrags wird für den Trainer ersichtlich, wo Verständnis- oder Umsetzungsprobleme des Kindes bestehen. Unter Verwendung des Materials der letzten Sitzungen werden Themenbereiche erneut aufgegriffen, bei Bedarf wird das «Wut-Thermometer» nochmals besprochen und, falls nötig, bearbeitet.

Übungsauftrag
Der Trainer erklärt dem Kind, dass es den Übungsauftrag heute erst nach dem Familientraining bekommt.

▲ Elterntraining Thema 6: Loben und Belohnen

Rückblick
Das Thema 5 wird kurz zusammengefasst.

Die Eltern werden gefragt, ob sie Bemerkungen oder Fragen zu dem Thema oder der Zusammenfassung haben.

Besprechung des Übungsauftrags
Die Eltern werden befragt, was sie umgesetzt haben, wie es verlaufen ist, was die Probleme waren und wie diese Probleme eventuell gelöst werden könnten.

Thema 6 *Loben und Belohnen*

Verstärken von positivem Verhalten
Der Trainer knüpft zu Beginn nochmals an das Thema «Allgemeine Regeln des Verhaltens» der 1. Sitzung an.

▲ Anhand des Arbeitsblattes werden Faktoren besprochen, durch die Verhalten gesteuert werden kann.

- Erwünschtes Verhalten wird durch positive Konsequenzen verstärkt.
- Unerwünschtes Verhalten nimmt durch das Geben von negativen Konsequenzen ab.
- Auch das Selbstbild hat Einfluss auf das Verhalten.

In dieser Sitzung wird über die Aufrechterhaltung und die Zunahme von erwünschtem Verhalten gesprochen.

Mit den Eltern wird nun eine kurze Übung durchgeführt. Aufgrund der verschiedenen Ansichten der Eltern soll ein Gespräch darüber entwickelt werden, was die Eltern für ein positives Selbstbild ihres Kindes tun könnten. Der Trainer lenkt durch gezieltes Fragen auf folgende Gesichtspunkte:

- Wenn man einem Kind ein Kompliment macht, bekommt das Kind das Gefühl, dass es etwas gut kann.
- Durch positives Verstärken von erwünschtem Verhalten wird auch das Selbstbild positiv beeinflusst.
- Vor allem bei Kindern mit Verhaltensproblemen ist es wichtig, erwünschtes Verhalten zu belohnen. Es bekommt schon genügend Aufmerksamkeit für sein unerwünschtes Verhalten.

Falls die Eltern an dieser Stelle fragen, wie sie auf unerwünschtes Verhalten reagieren sollen, weist der Trainer darauf hin, dass dies in einer späteren Sitzung eingehend besprochen wird.

Mit Hilfe der Eltern zum positiven Selbstbild
Die Eltern können ihrem Kind helfen, ein positives Bild von sich selbst zu bekommen.

Loben: Auch auf Kleinigkeiten positiv reagieren oder etwas Positives hervorheben, indem sie das Verhalten ihres Kindes genau beschreiben.

Beispiel: Das Kind trennt eine Verpackung nach Papier und Plastik: «Schön, dass du den Müll trennst, das ist gut für die Umwelt und ich habe weniger Arbeit!»

Aufbauende Kritik geben: Bei Fehlern des Kindes zuerst kleine Erfolge und Bemühungen deutlich loben, bevor Schwächen oder Fehler gemeinsam angegangen werden.

Beispiel bei den Hausaufgaben: «Super, alle Aufgaben schon erledigt. Nun lass uns mal schauen, was du alles richtig hast und falls wir Fehler finden, verbesserst du es einfach.»

Verantwortung übertragen: Dem Kind Vertrauen schenken, indem die Eltern ihm erreichbare, altersgemäße Aufgaben übertragen.

Beispiele: Ein fünfjähriges Kind darf beim Tischdecken helfen; ein achtjähriges Kind wird zum Bäcker geschickt, um Brötchen zu holen; ein zwölfjähriges Kind kann eine halbe Stunde auf sein jüngeres Geschwister aufpassen.

Wenn Eltern sagen, dass sie es nicht für nötig halten, ihr Kind jedes Mal zu loben, sollte der Trainer erklären, dass Lob immer dann gegeben werden muss, wenn das Verhalten eine extra Unterstützung braucht.

Positive Verstärker

Belohnen

- materiell (Beispiele: Süßigkeiten, Geld, Aufkleber)
- nicht-materiell (Beispiele: eine Viertelstunde später schlafen gehen, ein selbst ausgesuchtes Fernsehprogramm sehen)

Loben

- verbal (Beispiel: Kompliment)
- nonverbal (Beispiele: ein Kuss, schmusen, in den Arm nehmen)

Die Eltern werden gefragt: «Geben Sie Belohnungen? Geben Sie ab und zu ein Kompliment? In welchen Situationen machen Sie hiervon Gebrauch?» Die Eltern sollten Beispiele nennen.

Am Anfang wird sowohl Belohnen als auch Loben eingesetzt. Nach einiger Zeit lässt man die Belohnung nach und nach weg und das erwünschte Verhalten wird durch Loben bekräftigt.

Das Kind erfährt, dass seine Eltern das erwünschte Verhalten wahrnehmen und belohnen. Nach einiger Zeit wird es bemerken, dass sein Verhalten und das Lob dafür auch für sich selbst und seine gesamte Umgebung angenehm und gut sind. Dadurch wird das erwünschte Verhalten weiterhin verstärkt.

Einige Grundregeln für Verstärker

Der Trainer bespricht anhand des Arbeitsblattes mit den Eltern, worauf sie beim Einsatz von positiven Verstärkern achten sollten. Er fragt nach, ob die Eltern alles nachvollziehen können, ob sie noch Fragen dazu haben und ob sie Beispiele aus ihrem Familienalltag nennen können.

Anschließend bespricht der Trainer, welche Faktoren außerdem unterstützend wirken können. Er sollte bei der Besprechung dieses Arbeitsblattes besonders hervorheben, dass die Eltern weder unerwünschtes Verhalten belohnen noch unterschwellige Kritik beim Loben üben sollten.

▲ Schlussfolgerungen

Der Trainer befragt die Eltern, was sie aus dem bisher Gesagten als das Wichtigste einstufen würden und welche Schlussfolgerungen sie daraus ziehen. Je nach Bedarf unterstützt der Trainer die Eltern dabei und ergänzt gegebenenfalls die folgenden Punkte:

- Loben und Belohnen sorgen dafür, dass erwünschtes Verhalten in Zukunft öfter vorkommt.
- Belohnungen werden vor allem dann eingesetzt, wenn das Verhalten eine extra Unterstützung benötigt.
- Durch Loben und Belohnen wird das Selbstbild positiv beeinflusst.

Abschließend schlägt der Trainer den Bogen zum Thema «Aufträge geben». Der Trainer erklärt den Eltern, dass sie ihrem Kind über kleine Aufträge, die es bewältigen kann, Möglichkeiten schaffen, ein Lob zu erhalten. Der Trainer betont die Wichtigkeit, das Geben von angemessenen Aufträgen weiter zu üben.

Übungsauftrag
Der Übungsauftrag wird anhand der Beispiele mit den Eltern besprochen und ein zusätzliches Beispiel erarbeitet. Es geht um das gezielte Herbeiführen von erwünschtem Verhalten und insbesondere um den Einsatz von positiven Verstärkern.

Zusammenfassung
Den Eltern werden die Zusammenfassungen von dieser Sitzung ausgeteilt.

◆ Familientraining

Die Kinder (auch die Geschwister) werden hinzugeholt.

Übung zu Loben und Belohnen
(die Kärtchen sollten vorher ausgeschnitten werden)

Die Familienmitglieder werden aufgefordert, je ein Kärtchen zu ziehen. Auf jedem Kärtchen steht eine Situation, die im Rollenspiel dargestellt werden soll. Es kommt darauf an, auf das gespielte Verhalten mit Loben oder Belohnen zu reagieren. Hierbei kann auch das Kind mal die Elternrolle übernehmen. Jeder sollte mindestens einmal Loben und einmal Belohnen üben. Dieses Rollenspiel kann per Video aufgezeichnet werden. In der nächsten Sitzung kann diese Videosequenz genutzt werden, um die Wiederholungseinheit mit der Familie zu beginnen.

Der Trainer reflektiert im Anschluss mit der Familie das Rollenspiel. Hat er während des Rollenspiels den Eindruck, dass zu wenig verschiedene Möglichkeiten zu loben/belohnen von der Familie gefunden werden, kann er selbst als Modell fungieren oder Beispiele einbringen.

Der Trainer betont, dass positive Verstärker nur funktionieren, wenn sie dem Kind einen Anreiz bieten. Dieser ist nicht für jedes Kind gleich.

Anhand der Tabelle sollten die Familie und insbesondere die Kinder Verstärker wählen, die ihnen gefallen würden und diese entsprechend zuordnen.

Bei mehreren Kindern kann gegebenenfalls mit Farben markiert werden, welches Kind welche Verstärker besonders mag.

Übungsauftrag für das Kind

Der Trainer erklärt dem Kind, dass es schon gut geübt hat, seine Gefühle und vor allem Wut zu erkennen. Da in dieser Sitzung mit der Familie das Augenmerk auf Positives und Lob gerichtet wurde, soll das Kind sich in einem neuen Übungsauftrag auch mit diesem Thema beschäftigen.

Es darf bis zur nächsten Sitzung seine Eltern beobachten und festhalten, wie oft diese es gelobt haben.

Abschluss

Der Familie wird für ihre Mitarbeit gedankt.

Monitoring

■ Arbeitsmaterial

E Auf dem Laufenden sein
EZ Eltern-Zusammenfassung Thema: Auf dem Laufenden sein

Ziel der Sitzung Monitoring
Rückblick des bisherigen Trainings, Monitoring (auf dem Laufenden sein).

Programm

◆ **Familie**
- Rückblick auf das bisherige Training
- Auf dem Laufenden sein
- Zusammenfassung und Abschluss

◆ Familientraining

Rückblick auf das bisherige Training
Die einzelnen Familienmitglieder werden gefragt, wie sie mit den Hometreatment-Sitzungen, den Übungen und Übungsaufträgen zurechtgekommen sind. Die Familie wird gebeten, eine Zusammenfassung der bisherigen Themen zu versuchen – der Trainer gibt gegebenenfalls dabei Hilfestellung. Auf die Notwendigkeit des regelmäßigen Übens wird ausdrücklich hingewiesen, eventuell können Motivationsprobleme angesprochen werden.

Es wird Raum gegeben, aktuelle Probleme zu schildern.

Auf dem Laufenden sein
Das Ziel von «auf dem Laufenden sein» ist, dass Eltern mehr darüber wissen, was ihr Kind macht, womit es sich beschäftigt, welche Freunde es hat, um dann früher in das Verhalten eingreifen zu können. Dabei geht es nicht darum, ein Kind krampfhaft zu überwachen oder zu kontrollieren.

Mit den Eltern wird das Arbeitsblatt besprochen. Das Gespräch mit den Eltern sollte auf folgende Punkte gelenkt werden:

- Kinder sollen Selbständigkeit, Umgang mit Freiräumen und Grenzen erlernen (Alter und Entwicklungsstand des Kindes sollten hierbei berücksichtigt werden).
- Dazu müssen die Kinder einerseits wissen, was von ihnen erwartet wird, andererseits brauchen sie Unterstützung (Hilfe; Rat; Sicherheit, dass Eltern da sind) und Grenzen (Regeln, Konsequenzen).

- Wenn Eltern Bescheid wissen, zeigen sie damit, dass sie Interesse an ihrem Kind haben und dass sie zur Stelle sind und, wenn nötig, regulierend eingreifen können.

Die Eltern werden befragt, ob und wie sie das bereits machen oder einsetzen können:

- gemeinsam mit dem Kind einmal seine Lieblingsorte besuchen
- sich die Serien, Filme, Computerspiele etc. zeigen lassen
- sich mit den Eltern der Freunde des Kindes austauschen
- Freunde des Kindes nach Hause einladen etc.

Für die Schule gilt ebenso, dass Eltern über Leistungen und Verhalten ihres Kindes «auf dem Laufenden sein sollten». Wissen die Eltern, welches Verhalten ihr Kind in der Schule zeigt? Wie ist der Kontakt zu Lehrern? Gerade bei Verhaltensproblemen ist regelmäßiger Austausch wichtig.

Zusammenfassung und Abschluss
Den Eltern wird die Zusammenfassung von dieser Sitzung ausgeteilt und der Trainer dankt der Familie für ihre Mitarbeit.

7. Sitzung

■ Arbeitsmaterial

Kindertraining
7 K1 Thema 5: Mutmachersätze
7 K2 Meine eigene Wutsituation
7 K3 Mutmachersätze
7 K4 Meine eigenen Mutmachersätze
7 Kü Mein Übungsauftrag Thema 5
7 Kz Meine Zusammenfassung Thema 5: Mutmachersätze

Elterntraining
7 EÜ Eltern-Übungsauftrag Thema 6: Loben/Belohnen (Wdh.)

Ziel der 7. Sitzung
Trainingseinheit «Wie gehe ich mit Wut um: Mutmachersätze», Familiengespräch zum Thema «Loben und Belohnen».

Programm

● **Kind**
- Rückblick
- Besprechung des Übungsauftrags
- Mutmachersätze
- Übungsauftrag
- Zusammenfassung

▲ **Eltern**
- Rückblick
- Besprechung des Übungsauftrags
- Wiederholung/Fragen
- Übungsauftrag (Wdh.)

◆ **Familie**
- Gemeinsames Gespräch
- Abschluss

● Kindertraining Thema 5: Mutmachersätze

Rückblick
Der Trainer fragt das Kind, was es von der letzten Sitzung behalten hat und gibt selbst Hilfestellung.

Besprechung des Übungsauftrags
Es wird erfragt, wie der Übungsauftrag geklappt hat und welche Probleme es gab. Die Aufzeichnungen des Kindes werden angeschaut und die entsprechenden Punkte in die Punktekarte eingetragen (siehe 2. Sitzung).

Thema 5 *Umgang mit Wut: Mutmachersätze*

Anhand zweier kurzer Situationsbeschreibungen soll sich das Kind überlegen, was andere Personen und was es selbst tun würde (z. B. weglaufen; sich verstecken; tun, als ob nichts wäre; Hilfe holen; einem Erwachsenen erzählen; sich mit etwas anderem beschäftigen), wenn sie oder es selbst diese Situationen beobachten würden – falls dem Kind zu einigen Punkten nichts einfällt, kann es auch die Eltern um Hilfe bitten.

Anschließend soll das Kind eine eigene Wut-Situation beschreiben, die es selbst erlebt hat – eventuell sogar aus einem Übungsauftrag – und sich überlegen, was es in der Situation gedacht, gefühlt und schließlich getan hat. Das Kind soll erkennen, dass man alternative Gedanken entwickeln kann, um sich besser zu fühlen.

Die Technik «sich selbst stark reden» mit Mutmachersätzen wird eingeführt. Dazu wird das Arbeitsblatt mit den Beispielsätzen angeschaut. Das Kind soll überlegen, welche dieser Sätze zu ihm passen und sie eventuell farbig markieren. Auf dieser Grundlage soll das Kind seine eigenen Mutmachersätze aufschreiben. Der Trainer betont, dass die Mutmachersätze nur still für sich gedacht und nicht ausgesprochen werden sollen.

Abschließend wird mit dem Kind gemeinsam ein Platz gesucht, an dem es seine Mutmachersätze aufhängen oder aufbewahren kann.

Übungsauftrag
Jetzt wird der Übungsauftrag durchgegangen. Jeden Tag soll eine Situation protokolliert werden, in der das Kind wütend geworden ist. Es soll kurz die Situation beschreiben, den Grund für die Wut angeben und anhand des Wut-Thermometers eintragen, wie stark seine Wut war. Darüber hinaus soll das Kind angeben, was es dann gemacht hat und wie groß seine Wut danach war. Das Kind sollte ermuntert werden zu üben, die Mutmachersätze anzuwenden.

Zusammenfassung
Das Kind erhält die schriftliche Zusammenfassung, der Trainer erläutert diese kurz mündlich.

▲ Elterntraining Wiederholung Thema 6

Rückblick
Das vorherige Thema wird kurz zusammengefasst.

- ▲ Die Eltern werden gefragt, ob sie noch Fragen zu dem Thema oder der Zusammenfassung haben.

Besprechung des Übungsauftrags
Zuerst wird gefragt, wie die Eltern mit dem Übungsauftrag zurechtgekommen sind.

Der Trainer erfragt, was sie umgesetzt haben, wie es verlaufen ist, was die Probleme waren und wie diese Probleme eventuell gelöst werden können.

Wiederholung/Fragen
Anhand der Bearbeitung des Übungsauftrags wird für den Trainer ersichtlich, wo Verständnis- oder Umsetzungsprobleme der Eltern bestehen. Unter Verwendung des Materials der letzten Sitzung werden Themenbereiche erneut aufgegriffen.

Übungsauftrag (Wdh.)
In diesem Übungsauftrag geht es darum, Loben und Belohnen weiter zu üben.

◆ Familientraining

Die Kinder (auch die Geschwister) werden hinzugeholt.

Gemeinsames Gespräch
Zur Einleitung kann die Videosequenz der letzten Sitzung angeschaut werden. Die Familie wird anschließend befragt, wie das Loben und Belohnen seit der letzten Sitzung geklappt hat. Der Trainer regt eine Diskussion zwischen Eltern und Kindern an (haben die Kinder Veränderungen bemerkt, wozu dient Loben, wie verändert sich der Umgangston?). Dabei kann zusätzlich auf die eingeführten Gesprächsregeln geachtet werden (bei Bedarf Videoaufzeichnung).

Der Trainer sollte sich an dieser Stelle ebenso einen Überblick darüber verschaffen, wie «Hausregeln einhalten» und «Aufträge geben/befolgen» mittlerweile funktionieren. Eventuell müssen Themeneinheiten nochmals aufgefrischt werden.

Abschluss
Der Familie wird für ihre Mitarbeit gedankt.

8. Sitzung

■ Arbeitsmaterial

Kindertraining

8 Kü	Mein Übungsauftrag Thema 5 (Wdh.)

Elterntraining

8 E1	Thema 7a: Ignorieren/Verstärkerentzug, Formen negativer Konsequenzen
8 E2	Einige Grundregeln für das Geben negativer Konsequenzen
8 E3	Was sollen negative Konsequenzen bewirken?
8 E4	Diskussion über den Einsatz körperlicher Gewalt als Strafe
8 E5	Allgemeine Nachteile von negativen Konsequenzen
8 E6	Zwei mögliche Formen von negativen Konsequenzen
8 E7	Spielkarten: Angemessene negative Konsequenzen. Beispiele für unerwünschtes Verhalten
8 E8	Spielkarten: Angemessene negative Konsequenzen
8 E9	Geben von Aufträgen und Einsatz negativer Konsequenzen
8 E10	Einsatz von negativen Konsequenzen beim Übertreten der Hausregeln
8 EÜ1	Eltern-Übungsauftrag Thema 7a: Ignorieren/Verstärkerentzug, Beispiele
8 EÜ2	Eltern-Übungsauftrag Thema 7a: Ignorieren/Verstärkerentzug (Liste logischer Konsequenzen)
8 EÜ3	Eltern-Übungsauftrag Thema 7a: Ignorieren/Verstärkerentzug
8 EZ1	Eltern-Zusammenfassung Thema 7a: Ignorieren/Verstärkerentzug
8 EZ2	Eltern-Zusammenfassung Thema 7a: Ignorieren/Verstärkerentzug
8 EZ3	Eltern-Zusammenfassung Thema 7a: Ignorieren/Verstärkerentzug

Familientraining

8 F	Konsequenzen

Ziel der 8. Sitzung

Umgang mit unerwünschtem Verhalten sowie den gezielten Einsatz von angemessenen negativen Konsequenzen erarbeiten.

Programm

● **Kind**
- Rückblick
- Besprechung des Übungsauftrags
- Wiederholung
- Übungsauftrag (Wdh.)

▲ **Eltern**
- Rückblick
- Besprechung des Übungsauftrags
- Umgang mit unerwünschtem Verhalten
- Negative Konsequenzen – Ignorieren/Verstärkerentzug
- Übungsauftrag
- Zusammenfassung

◆ **Familie**
- Gemeinsame Absprache und Erläuterung
- Abschluss

● Kindertraining Wiederholung Thema 5

Rückblick

Der Trainer fragt das Kind, was es von der letzten Sitzung noch weiß und gibt dabei selbst Hilfestellung.

Besprechung des Übungsauftrags

Es wird erfragt, wie der Übungsauftrag geklappt hat und welche Probleme es gab.

Die Aufzeichnungen des Kindes werden angeschaut und die entsprechenden Punkte in die Punktekarte eingetragen (siehe 2. Sitzung).

Wiederholung Thema 5

Anhand der Bearbeitung des Übungsauftrags wird für den Trainer ersichtlich, wo Verständnis- oder Umsetzungsprobleme des Kindes bestehen. Unter Verwendung des Materials der letzten Sitzung werden Themenbereiche erneut aufgegriffen. Bei Bedarf wird die Liste der persönlichen Mutmachersätze ergänzt.

Übungsauftrag (Wdh.)

Das Kind erhält den Übungsauftrag der letzten Sitzung noch einmal.

▲ Elterntraining Thema 7: Negative Konsequenzen

Rückblick

Das Thema 6 wird kurz zusammengefasst.

Die Eltern werden gefragt, ob sie Bemerkungen oder Fragen zum letzten Thema haben.

Besprechung des Übungsauftrags
Die Eltern werden befragt, was sie umgesetzt haben, wie es verlaufen ist, was die Probleme waren und wie diese Probleme eventuell gelöst werden können.

Thema 7a *Ignorieren/Verstärkerentzug*

Umgang mit unerwünschtem Verhalten
Zur Einführung nutzt der Trainer das «Vorher – Verhalten – Nachher»-Schema. In Sitzung 5 wurde erarbeitet, das «Vorher» zu beeinflussen, indem angemessene Aufträge gegeben werden. Das «Nachher» lässt sich verändern, indem man auf erwünschtes Verhalten positiv reagiert und es damit verstärkt bzw. bei unerwünschtem Verhalten konsequent eine negative Konsequenz einsetzt.

Die Eltern sollen Strategien erarbeiten, wie sie negatives Verhalten bei ihren Kindern reduzieren können. Anhand des Arbeitsmaterials erläutert der Trainer, was eine negative Konsequenz ist und was sich damit bewirken lässt. Außerdem geht er mit den Eltern verschiedene Formen negativer Konsequenzen durch und versucht, mit ihnen gemeinsam jeweils Beispiele zu finden.

Der Trainer bespricht mit den Eltern, worauf man achten muss, um die Effektivität von negativen Konsequenzen zu erhöhen.

Anhand des Arbeitsmaterials erläutert der Trainer nochmals den Sinn von negativen Konsequenzen und leitet damit über zur **expliziten Besprechung der Nachteile körperlicher Gewalt als Strafe.** Der Trainer regt eine Diskussion zum Thema «Nachteile körperlicher Strafen» zwischen den Elternteilen an und lenkt diese Diskussion durch gezielte Fragestellungen. Erst anschließend wird das Arbeitsmaterial vorgelegt und besprochen.

Daraufhin erläutert der Trainer allgemeine Nachteile von negativen Konsequenzen.

Übung
Die Eltern sollen zwei unerwünschte Verhaltensweisen ihres Kindes nennen. Diese sollen so konkret wie möglich sein.

Anschließend erkundigt sich der Trainer, welche Reaktionen, Maßnahmen oder Konsequenzen die Eltern darauf folgen lassen. Diese bislang angewendeten Maßnahmen werden gemeinsam diskutiert. Hierbei kann der Trainer folgende Fragestellungen einfließen lassen:

- Welche Methoden nutzen die Eltern noch?
- Reagieren die Eltern eher impulsiv-wütend oder nach guter Überlegung?
- Wie bestimmen die Eltern eine Konsequenz (Art und Schwere)?
- Werden für alle Kinder in der Familie die gleichen Konsequenzen verwendet?
- Was ist die Wirkung kurzfristig/langfristig?

▲ Der Trainer fordert die Eltern auf, sich anhand des bisher Erarbeiteten angemessene negative Konsequenzen zu den genannten unerwünschten Verhaltensweisen zu überlegen.

Einführung von zwei effektiven Möglichkeiten negativer Konsequenzen
Der Trainer verdeutlicht zunächst, dass die Eltern, gerade wenn sie negative Konsequenzen geben, den Einsatz von Loben und Belohnen nicht außer Acht lassen dürfen, um weiterhin positiv auf das Selbstwertgefühl ihres Kindes einzuwirken. Anschließend werden die beiden Möglichkeiten konkret besprochen.

- **Nicht reagieren/ignorieren:** Der Trainer fragt die Eltern, was sie sich unter «nicht reagieren/ignorieren» vorstellen. «Nicht reagieren» bedeutet, dass alle Kommunikation mit dem Kind abgebrochen wird, solange das negative Verhalten andauert. Die Eltern sollten sich so benehmen, als ob sie das Kind nicht hören oder sehen können. Eventuell müssen die Eltern sogar das Zimmer verlassen. Damit verdeutlichen die Eltern, dass sie die Kontrolle über die Situation haben und nicht das Kind.

  Der Trainer erfragt, ob die Eltern dies schon machen. Des Weiteren sollten die Eltern Situationen überlegen, in denen sie «ignorieren» anwenden können.

  Der Trainer verdeutlicht, dass die Eltern diese Art der negativen Konsequenz **nicht** mit ihrem Kind besprechen sollten.

- **Verstärkerentzug:** Der Trainer fragt die Eltern, was sie sich unter «Verstärkerentzug» vorstellen. Verstärkerentzug bedeutet, dass dem Kind etwas entzogen wird, das es gerne mag und ihm wirklich etwas bedeutet, beispielsweise eine angenehme Aktivität, eine Süßigkeit o. Ä. Hier sollte man «logische Konsequenzen» einsetzen, die in Zusammenhang mit dem unerwünschten Verhalten stehen.

  Beispiel: Bevor das Kind seine Hausaufgaben nicht erledigt hat, darf es keiner Freizeitaktivität nachgehen.

  Der Trainer erfragt, ob die Eltern diese Art negativer Konsequenz auch schon anwenden und ob sie Beispiele nennen können.

Übung
Der Trainer überreicht den Eltern die Kärtchen (sie sollten vor der Sitzung ausgeschnitten werden) mit den Beispielen für unerwünschtes Verhalten. Die Eltern wählen aus den Karten Beispiele, die in der eigenen Familie auch schon vorgekommen sind. Zu dieser nun reduzierten Anzahl an Kärtchen mit «unerwünschtem Verhalten» erhalten die Eltern anschließend die Kärtchen mit den negativen Konsequenzen und sollen diese den entsprechenden Verhaltensweisen zuordnen.

Gemeinsam mit den Eltern wird überlegt, bei welchen Konsequenzen es sich für ihr Kind um besonders bedeutsame handeln könnte.

Vorgehen beim Geben von Aufträgen und Einsetzen negativer Verstärker
Anhand des Arbeitsmaterials erläutert der Trainer, wie die Eltern vorgehen sollten, wenn sich ihr Kind weigert, einen Auftrag auszuführen.

Vorgehen beim Übertreten der Hausregeln
Im Unterschied zum Vorgehen bei Nichterfüllung von Aufträgen wird beim Übertreten der Hausregeln keine Warnung vor Konsequenzen gegeben. Sobald ein Kind die Regel verletzt, wird eine vorher festgelegte Konsequenz verhängt.

Beispiel: «Max, du hast gerade deinen Bruder geschlagen und das ist gegen die Hausregeln. Du darfst für den Rest des Tages nicht mehr mit der Spielkonsole spielen.» Eltern sollten sich nicht auf Diskussionen mit dem Kind einlassen und für den Rest des Tages die Spielkonsole weglegen.

Die Eltern sollten darauf achten, wie sie die negative Konsequenz geben: Sachlich, ohne Wut, mit einer kurzen Erklärung, warum die negative Konsequenz gegeben wird, ohne in Diskussion zu treten.

Bevor die Eltern diese Art negativer Verstärker einsetzen, sollten sie zuerst dem Kind erklären, was es zu erwarten hat.

Beispiel: «Wenn du dich nicht an die Hausregeln hältst, werden ab jetzt negative Konsequenzen folgen, wie «den Rest des Tages zu Hause bleiben» oder «an diesem Tag kein Computerspiel mehr».

Übungsauftrag
Die Übungsaufträge werden zusammen mit den Eltern besprochen. Danach fragt der Trainer die Eltern, wie eine Situation aussehen könnte, in der sie Verstärker entziehen oder das Verhalten ihres Kindes ignorieren würden?

Es soll darum gehen, die erarbeiteten Regeln zur Vergabe von Konsequenzen umzusetzen. Die Eltern sollten sich vorher überlegen, für welches Verhalten sie welche negative Konsequenz geben wollen. Hierzu sollten sich die Eltern eine entsprechende Liste erstellen und diese mit ihrem Kind besprechen.

Zusammenfassung
Die Zusammenfassung wird ausgeteilt.

◆ Familientraining

Die Kinder (auch die Geschwister) werden hinzugeholt.

Gemeinsame Absprache und Erläuterung
Dem Kind wird erklärt, dass es nun um die Folgen von Verhalten geht.

Danach wird ihm anhand des Arbeitsblattes eine Beispielsituation geschildert: Was soll die Mutter jetzt machen?

- Der Trainer lenkt das Kind mit entsprechenden Fragen darauf hin, dass die Mutter den Fernseher abstellen sollte.

Anschließend wird das Kind gefragt, ob es selbst Situationen kennt, in denen es nicht auf seine Eltern hört und welche Konsequenzen es dafür geben müsste.

Abschluss
Der Familie wird für ihre Mitarbeit gedankt.

9. Sitzung

■ Arbeitsmaterial

Kindertraining

9 K1 Thema 6: Provokationsabwehr. Damit kann man mich ärgern
9 K2 Provokationsabwehr durch «Schildaktivierung!»

9 Kü Mein Übungsauftrag Thema 6
9 Kz Meine Zusammenfassung Thema 6: Provokationsabwehr

Elterntraining

9 EÜ Eltern-Übungsauftrag Thema 7a: Ignorieren/Verstärkerentzug (Wdh.)

Ziel der 9. Sitzung

Trainingseinheit «Wie gehe ich mit Wut um: Provokationsabwehr», Einsatz von Konsequenzen gemeinsam diskutieren.

Programm

● **Kind**
- Rückblick
- Besprechung des Übungsauftrags
- Provokationsabwehr
- Übungsauftrag
- Zusammenfassung

▲ **Eltern**
- Rückblick
- Besprechung des Übungsauftrags
- Wiederholung/Fragen
- Übungsauftrag (Wdh.)

◆ **Familie**
- Gemeinsames Gespräch
- Abschluss

● Kindertraining Thema 6: Wie gehe ich mit Wut um: Provokationsabwehr

Rückblick

Der Trainer fragt das Kind, was es von der letzten Sitzung noch weiß und gibt dabei selbst Hilfestellung.

Besprechung des Übungsauftrags

Es wird erfragt, wie der Übungsauftrag geklappt hat und welche Probleme es gab.

Die Aufzeichnungen des Kindes werden angeschaut und die entsprechenden Punkte in die Punktekarte eingetragen (siehe 2. Sitzung).

● *Thema 6 Umgang mit Wut: Provokationsabwehr*

Die Technik «Provokationsabwehr» wird eingeführt. Die Familie sammelt zunächst Sätze und Aussprüche, mit denen man das Kind provozieren und wütend machen kann. Diese werden auf das erste Blatt geschrieben. Das Kind soll sich die Bilder auf dem zweiten Arbeitsblatt ansehen und versuchen, sich die genaue Reihenfolge zu merken. Es soll damit «den Schild aktivieren». Während das Kind nun beschäftigt ist, sagen seine Eltern (stellvertretend der Trainer) die vorher aufgeschriebenen Sätze zu dem Kind. Ziel der Übung ist, dass das Kind merkt, dass die provokanten Sätze ihm nicht so viel ausmachen, wenn es sich auf seine Aufgabe konzentriert.

Fazit: «Konzentriere dich auf etwas anderes, dann wirst du immun gegen Angriffe und kannst Provokationen abwehren.»

Der Trainer sollte das Kind im Anschluss darauf hinweisen, dass es die Provokationsabwehr auch bei anderen unangenehmen Gefühlen wie Angst oder Trauer anwenden kann.

Übungsauftrag
Jetzt wird der Übungsauftrag besprochen. Das Kind soll jeden Tag eine Situation protokollieren, in der es wütend geworden ist. Es soll kurz die Situation beschreiben, den Grund für die Wut angeben und anhand des Wut-Thermometers eintragen, wie stark seine Wut war. Darüber hinaus soll das Kind angeben, was es anschließend gemacht hat und wie groß seine Wut danach war. Das Kind sollte ermuntert werden zu üben, die Provokationsabwehr und die Mutmachersätze anzuwenden.

Zusammenfassung
Das Kind erhält die schriftliche Zusammenfassung, der Trainer erläutert diese kurz mündlich.

▲ Elterntraining Wiederholung Thema 7a

Rückblick
Das vorherige Thema wird kurz zusammengefasst.

Die Eltern werden gefragt, ob sie noch Fragen zu dem Thema oder der Zusammenfassung haben.

Besprechung des Übungsauftrags
Der Trainer fragt, wie die Eltern mit den Übungsaufträgen zurechtgekommen sind, was sie umsetzen konnten, wie es verlaufen ist, was die Probleme waren und wie diese Probleme eventuell gelöst werden können.

Wiederholung/Fragen
Anhand der Bearbeitung des Übungsauftrags wird für den Trainer ersichtlich, wo Verständnis- oder Umsetzungsprobleme der Familie bestehen. Unter Verwendung des Materials der letzten Sitzung können Themenbereiche erneut aufgegriffen werden.

Übungsauftrag (Wdh.)
In diesem Übungsauftrag geht es darum, den Einsatz von Konsequenzen weiter zu üben.

◆ Familientraining

Die Kinder (auch die Geschwister) werden hinzugeholt.

Gemeinsames Gespräch
Die Familie wird gemeinsam befragt, wie der Einsatz von Konsequenzen seit der letzten Sitzung geklappt hat. Entsprechend können Rollenspiele dazu durchgeführt werden. Dazu soll die Familie eine schwierige Situation aus der letzten Zeit benennen und entsprechend nachstellen. Der Trainer reflektiert mit der Familie das Verhalten jedes Einzelnen. Die Familie wird angeregt, sich über das Situationsbeispiel zu unterhalten und Verbesserungsvorschläge zu machen. Diese werden anschließend erneut im Rollenspiel ausprobiert.

Abschluss
Der Familie wird für ihre Mitarbeit gedankt.

10. Sitzung

■ Arbeitsmaterial

10 E1	Thema 7b: Auszeit
10 E2A	Durchführen der Auszeit
10 E2B	Durchführen der Auszeit
10 E3	Vorarbeit zur erfolgreichen Anwendung der Auszeit
10 E4	Was können Sie tun, wenn...
10 E5	Thema 7c: Umgang mit unerwünschtem Verhalten außer Haus
10 EÜ1	Eltern-Übungsauftrag Thema 7b: Auszeit
10 EÜ2	Eltern-Übungsauftrag Thema 7c: Umgang mit unerwünschtem Verhalten außer Haus
10 EZ1	Eltern-Zusammenfassung Thema 7b: Auszeit
10 EZ2A	Eltern-Zusammenfassung Thema 7b: Durchführen der Auszeit
10 EZ2B	Eltern-Zusammenfassung Thema 7b: Durchführen der Auszeit
10 EZ3	Eltern-Zusammenfassung Thema 7c: Umgang mit unerwünschtem Verhalten außer Haus

Ziel der 10. Sitzung

Weitere Möglichkeiten des Umgangs mit unerwünschtem Verhalten werden erarbeitet: Anwenden der Auszeit, Umgang mit unerwünschtem Verhalten außer Haus.

Programm

● **Kind**
- Rückblick
- Besprechung des Übungsauftrags
- Wiederholung
- Übungsauftrag (Wdh.)

▲ **Eltern**
- Rückblick
- Besprechung des Übungsauftrags
- Auszeit
- Umgang mit unerwünschtem Verhalten außer Haus
- Übungsauftrag
- Zusammenfassung

◆ **Familie**
- Erläuterung und gemeinsames Üben der Auszeit
- Abschluss

● Kindertraining Wiederholung Thema 6

Rückblick
Der Trainer fragt das Kind, was es von der letzten Sitzung noch weiß und gibt dabei selbst Hilfestellung.

Besprechung des Übungsauftrags
Es wird erfragt, wie der Übungsauftrag geklappt hat und welche Probleme es gab. Die Aufzeichnungen des Kindes werden angeschaut und die entsprechenden Punkte in die Punktekarte eingetragen (siehe 2. Sitzung).

Wiederholung
Anhand der Bearbeitung des Übungsauftrags wird für den Trainer ersichtlich, wo Verständnis- oder Umsetzungsprobleme des Kindes bestehen. Unter Verwendung des Materials der letzten Sitzungen werden Themenbereiche erneut aufgegriffen. Bei Bedarf wird erneut die Übung aus der letzten Sitzung durchgeführt. Gegebenenfalls kann es auch darum gehen, dass der Trainer gemeinsam mit den Eltern versucht, das Kind zum Lachen zu bringen. Auch hierbei ist die Provokationsabwehr hilfreich.

Übungsauftrag (Wdh.)
Das Kind erhält den Übungsauftrag der letzten Sitzung noch einmal zur Wiederholung.

▲ Elterntraining Thema 7b: Auszeit
Thema 7c: Umgang mit unerwünschtem Verhalten außer Haus

Hinweis für den Trainer
Für diese Sitzung gibt es zwei Varianten A und B, die sich lediglich durch ein Arbeitsblatt sowie in der Zusammenfassung unterscheiden! Der Trainer wählt je nach Bedarf entsprechend aus.

In einigen Familien bestehen beispielsweise räumliche oder in der Person liegende Gründe, weshalb die strikte Form der Auszeit nicht funktionieren kann. In solchen Fällen kann die weniger strikte Version (Variante B) der Familie vermittelt werden. Es kann hilfreich sein, eine Konfliktsituation erst einmal zu unterbrechen, bevor man gemeinsam nach einer Lösung sucht. Diese Variante kann vorzugsweise auch bei älteren Kindern verwendet werden.

Rückblick
Das Thema 7a von Sitzung 8 wird kurz zusammengefasst.

Die Eltern werden gefragt, ob sie Bemerkungen oder Fragen dazu haben.

▲ **Besprechung des Übungsauftrags**
Die Eltern werden befragt, was sie umsetzen konnten, wie es verlaufen ist, was die Probleme waren und wie diese Probleme eventuell gelöst werden könnten.

Thema 7b *Auszeit*

Der Trainer erläutert, dass die sogenannte «Auszeit» eine Möglichkeit darstellt, in Situationen, die sich schnell zu Teufelskreisen entwickeln oder in denen sich die Emotionen leicht aufschaukeln, eine Konsequenz zu verhängen sowie für Unterbrechung und Beruhigung zu sorgen. Die Eltern werden gefragt, ob sie sich darunter etwas vorstellen können und ob ihnen Beispielsituationen einfallen.

Anhand des Arbeitsblattes erläutert der Trainer, dass das Kind bei der Auszeit an einen bestimmten, separaten, reizarmen Platz gehen soll.

Die Auszeit kann angewendet werden, wenn Aufträge nicht befolgt werden, das Kind nicht auf Verbote reagiert, massiv gegen Hausregeln verstößt oder sich nicht mehr beruhigen kann.

Durchführen der Auszeit nach Variante A
Das Durchführen der Auszeit wird mit den Eltern anhand des Arbeitsblattes nun konkret besprochen. Die strikte Variante der Auszeit wird nach zehn festen Schritten durchgeführt.

Die Eltern werden vor allem auf die Schritte 7, 8 und 9 hingewiesen. Das Nichtdurchführen der Schritte 7, 8 und 9 ist eine der Hauptursachen, warum die Auszeit nicht wirkt.

Durchführen der Auszeit nach Variante B
Auch hier wird mit den Eltern anhand des Arbeitsblattes die Umsetzung konkret besprochen. Bei dieser weniger strikten Variante kommt es wieder darauf an, eine Situation, die zu eskalieren droht, zu beruhigen und dann den vorangegangenen Konflikt erneut aufzugreifen. Auch hier ist wieder wichtig, das Kind dafür zu loben, wenn es sich beruhigt hat.

Bei beiden Varianten gilt: Bevor die Eltern die Auszeit anwenden, sollten sie sich bewusst machen, dass dafür eine gewisse Zeitspanne zur Verfügung stehen muss und sie selbst unter Umständen einiges an Kraft und Geduld aufwenden müssen, um die Kontrolle über die Situation zu behalten. Wenn weder Geduld/Kraft noch Zeit zur Verfügung stehen, sollte auf die Auszeit verzichtet werden.

Der Trainer erklärt, dass die Auszeit vorher gut mit den Kindern besprochen werden muss. Dies soll in dem Familientraining eingeführt werden, muss aber von den Eltern sicherlich im Alltag wiederholt werden. Dabei sollte den Kindern der

Sinn der Auszeit erläutert werden. Sie sollten diese nicht als Strafe erleben, sondern als Möglichkeit, sich zu beruhigen, eine Situation nochmals zu überdenken, um daraufhin eine Lösung für ein Problem finden zu können.

Folgendes sollten die Eltern vor Anwendung der Auszeit mit ihrem Kind klären:

- Wo der Platz für die Auszeit ist (Variante A: separater Sitzplatz).
- Wie lange die Auszeit dauert.
- Dass von ihm erwartet wird, dass es sich dort beruhigt.
- Dass anschließend die Situation nochmals mit ihm besprochen wird.

Der Trainer erläutert anhand des Arbeitsblattes was die Eltern tun können, wenn…

- **ihr Kind nicht in die Auszeit geht.**
  Die Eltern können warnen: «Wenn du nicht gleich in die Auszeit gehst, dann…» Danach muss eine drastische Folge für das Kind genannt werden, zum Beispiel: für den Rest des Tages zu Hause bleiben. Wenn das Kind sagt, dass es ihm egal ist und noch immer nicht geht, dann sagen die Eltern: «Da du nicht in die Auszeit gegangen bist, nachdem ich das gesagt habe, wirst du den Rest des Tages zu Hause bleiben.» Für die Eltern ist es wichtig, nicht mit ihrem Kind in eine Diskussion zu geraten.
- **ihr Kind zurückkommt, bevor die Zeit abgelaufen ist.**
  Die Zeit wieder auf den Anfang zurücksetzen (eventuell Uhr stellen).
- **ihr Kind in der Auszeit viel Lärm macht und die letzten 30 Sekunden nicht ruhig ist.**
  Nach fünf Minuten teilen die Eltern dem Kind mit: «Du bekommst noch zwei Minuten dazu, da du nicht ruhig warst», ohne sich auf eine Diskussion einzulassen.

Thema 7c *Umgang mit unerwünschtem Verhalten außer Haus*

Der Trainer fragt die Eltern, wie sich ihr Kind in der Öffentlichkeit verhält, etwa in Geschäften, Einkaufszentren, Restaurants oder bei Besuchen, und was sie bis jetzt in solchen Situationen gemacht haben.

Mit den Eltern wird erarbeitet, dass es wichtig ist, sich vorher einen Plan zu überlegen, den sie durchführen können, wenn ihr Kind sich nicht angemessen verhält. Die Eltern sollten ihrem Kind die Vorgehensweise mitteilen, bevor sie aus dem Haus gehen. Wenn ihr Kind danach außer Haus unerwünschtes Verhalten zeigt, können sie schnell und effektiv handeln, da das Kind um die Absprache weiß.

Das konkrete Vorgehen erläutert der Trainer anhand des Arbeitsblattes.

Der Trainer bespricht mit den Eltern, dass es anfänglich zu Schwierigkeiten kommen kann und sie viel Kraft und Durchhaltevermögen brauchen, um die Maßnahmen umzusetzen, sich dann aber auch Erfolg einstellen wird.

Übungsauftrag

Erste Aufgabe für die Familie ist es, die Auszeit noch einmal einzuüben, wenn noch keine problematische Situation vorliegt.

Anschließend werden die Übungsaufträge zusammen mit den Eltern durchgenommen (die Erklärung wird laut vorgelesen). Die Eltern sollten bisher Geübtes (Aufträge geben, Einsatz von positiven und negativen Verstärkern) berücksichtigen. Die Eltern legen die Konsequenzen selbst fest und versuchen sie umzusetzen. Geübt wird auch der Umgang mit unerwünschtem Verhalten außer Haus.

Zusammenfassung

Die Zusammenfassungen dieser Sitzung werden den Eltern ausgehändigt.

Je nachdem, welche Variante der Auszeit mit den Eltern besprochen wurde, wählt der Trainer die entsprechende zweite Seite der Zusammenfassung aus.

◆ Familientraining

Die Kinder (auch die Geschwister) werden hinzugeholt.

Erläuterung und gemeinsames Üben der Auszeit

Das Kind wird hinzugeholt und die Auszeit eingeführt. Der Trainer fragt, ob das Kind den Begriff «Auszeit» schon einmal gehört hat und ob es sich darunter etwas vorstellen kann. Vielleicht kennt das Kind ähnliche Begriffe wie «Time out» aus dem Mannschaftssport. Falls nicht, kann der Trainer ein entsprechendes Beispiel nennen.

Nun soll das Kind eine Situation aus dem Familienleben beschreiben, in der sich alle ganz schlimm aufgeregt und miteinander gestritten haben. Es soll darauf hingearbeitet werden, dass man eine «Auszeit voneinander» gut gebrauchen kann, um ruhiger zu werden, nachdenken zu können und um anschließend ohne Streit wieder miteinander reden zu können. Das Kind wird nach eigenen Ideen gefragt, wie so etwas umgesetzt werden könnte.

Gemeinsam mit der Familie wird ein Platz für die Auszeit (möglichst reizarm) ausgesucht und der Ablauf der Auszeit im Rollenspiel eingeübt. Dabei soll auch eine Situation eingeübt werden, in der das Kind die Auszeit verweigert. Der Trainer weist ausdrücklich darauf hin, dass der Sinn der Auszeit ist, eine Situation zu entschärfen, zur Ruhe zu kommen und nachzudenken, weshalb die eigentliche Auszeit nicht durch andere Tätigkeiten überlagert sein soll wie Fernsehen oder Ähnliches.

Abschluss

Der Familie wird für ihre Mitarbeit gedankt.

11. Sitzung

■ Arbeitsmaterial

Kindertraining

11 K1	Thema 7: Signal Stopp
11 K2	Wie kann ich ein Problem lösen?
11 K3	Versuche, erst zu verstehen, wie dein Problem genau aussieht.
11 Kü	Mein Übungsauftrag Thema 7
11 Kz	Meine Zusammenfassung Thema 7: Signal Stopp

Elterntraining

11 EÜ1	Eltern-Übungsauftrag Thema 7b: Auszeit (Wdh.)
11 EÜ2	Eltern-Übungsauftrag Thema 7c: Umgang mit unerwünschtem Verhalten außer Haus (Wdh.)

Familientraining

11 F	Unsere Hausregeln

Ziel der 11. Sitzung
Trainingseinheit «Signal Stopp», Auszeit und andere Konsequenzen gemeinsam üben.

Programm

● Kind
- Rückblick
- Besprechung des Übungsauftrags
- Signal STOPP
- Übungsauftrag
- Zusammenfassung

▲ Eltern
- Rückblick
- Besprechung des Übungsauftrags
- Wiederholung/Fragen
- Übungsauftrag (Wdh.)

◆ Familie
- Gemeinsames Üben/Hausregeln
- Abschluss

● Kindertraining Thema 7: Signal STOPP

Rückblick
Der Trainer fragt das Kind, was es von der letzten Sitzung noch weiß und gibt dabei selbst Hilfestellung.

Besprechung des Übungsauftrags
Es wird gefragt, wie der Übungsauftrag geklappt hat und welche Probleme es gab.

Die Aufzeichnungen des Kindes werden angeschaut und die entsprechenden Punkte in die Punktekarte eingetragen (siehe 2. Sitzung).

Thema 7 *Signal STOPP*

Das Kind soll zunächst beschreiben, was passiert, wenn es wütend wird. Herausgearbeitet werden soll, dass Wut sehr schnell aufkommt und man oft impulsiv handelt. Erst im Nachhinein kommt man darauf, was man hätte anders machen können. Es wird gefragt, was das STOPP-Schild bedeutet. Der Trainer erläutert, dass das Kind in schwierigen Situationen zu sich selbst STOPP sagen kann und damit eine Möglichkeit bekommt, sich für ein anderes Verhalten zu entscheiden. Damit das Kind sich im Alltag besser daran erinnert, kann es sich eine eigene STOPP-Karte für die Hosentasche basteln.

Die fünf Schritte der Problemlösung werden dem Kind vorgelegt und gefragt, was es sich darunter vorstellen kann. Hervorgehoben wird vor allem der zweite Schritt (genaue Problembeschreibung) und entsprechend das zugehörige Arbeitsblatt erarbeitet. Dabei soll das Kind auch lernen, dass Wünsche oder Ziele anderer seinen eigenen entgegenstehen können, was es aber in die Bewertung einer Situation mit einbeziehen sollte, um eine gute Lösung finden zu können.

Übungsauftrag
Jetzt wird der Übungsauftrag durchgegangen. Das Kind soll üben, zu sich selbst STOPP zu sagen und jeden Tag ein Problem genau zu beschreiben.

Zusammenfassung
Das Kind erhält die schriftliche Zusammenfassung, der Trainer erläutert diese kurz mündlich.

▲ Elterntraining Wiederholung Thema 7b und 7c

Rückblick
Die vorherigen Themen werden kurz zusammengefasst.

Die Eltern werden gefragt, ob sie die Zusammenfassung gelesen haben und ob sie noch Fragen zu den Themen bzw. der Zusammenfassung haben.

Besprechung des Übungsauftrags
Die Eltern werden gefragt, ob sie die Auszeit angewendet haben, wie es verlaufen ist, was die Probleme waren und wie diese Probleme eventuell gelöst werden können.

Wichtig ist, sich den Ablauf der Auszeit genau schildern zu lassen und auch die Maßnahmen bei unerwünschtem Verhalten außer Haus sehr detailliert durchzugehen (z. B. unter Verwendung des Arbeitsmaterials der letzten Stunde).

Wiederholung/Fragen
Anhand der Bearbeitung des Übungsauftrags wird für den Trainer ersichtlich, wo Verständnis- oder Umsetzungsprobleme der Familie bestehen. Unter Verwendung des Materials der letzten Stunde werden Themenbereiche erneut aufgegriffen.

Übungsauftrag (Wdh.)
In diesem Übungsauftrag geht es darum, den Einsatz von Konsequenzen, die Auszeit und den Umgang mit unerwünschtem Verhalten außer Haus nochmals zu üben.

◆ Familientraining

Die Kinder (auch die Geschwister) werden hinzugeholt.

Gemeinsames Üben/Hausregeln
Die Familie wird gemeinsam befragt, wie der Einsatz von Konsequenzen seit der letzten Sitzung geklappt hat. Entsprechend können nochmals Rollenspiele dazu durchgeführt werden.

Darüber hinaus sollte der Zusammenhang von Hausregeln und Vergabe von Konsequenzen erneut verdeutlicht werden. Die Kinder sollen benennen, wozu die Regeln gut sind und warum es für Nichteinhaltung Konsequenzen geben sollte.

Die bisher aufgestellten Hausregeln werden gemeinsam angeschaut. Der Trainer fragt, was schon gut funktioniert und betont die Erfolge der Familie. Wenn sich herausstellt, dass die Familie Regeln ergänzen möchte, kann dies gemeinsam diskutiert werden. Es sollten allerdings nur wenige Regeln hinzugefügt werden. Bei der erneuten Auflistung der Hausregeln sollten die, die schon gut eingehalten werden, an letzte Stelle gerückt werden.

Der Trainer leitet die Familie an, sich mit den Regeln, die noch schwierig sind, nochmals zu beschäftigen, um herauszufinden, warum die Schwierigkeiten bestehen. Zum Schluss sollten sich die Familienmitglieder gegenseitig versprechen, gemeinsam für die Einhaltung der Hausregeln zu sorgen.

Abschluss
Der Familie wird für ihre Mitarbeit gedankt.

12. Sitzung

■ Arbeitsmaterial

Familientraining

12 F1	Thema 8: Probleme lösen mit System. Die fünf Schritte zur Problemlösung
12 F2	Lösungsversuch für ein Problem, das die ganze Familie betrifft
12 FÜ1	Familien-Übungsauftrag Thema 8: Probleme lösen mit System. Anleitung zur Durchführung
12 FÜ2	Familien-Übungsauftrag Thema 8: Probleme lösen mit System
12 Kü	Mein Übungsauftrag Thema 7 (Wdh.)
12 FZ	Familien-Zusammenfassung Thema 8: Probleme lösen mit System

Ziel der 12. Sitzung

Probleme lösen mit System – fünf Schritte zur Problemlösung gemeinsam erarbeiten.

Programm

◆ **Familie**
- Rückblick
- Besprechung des Übungsauftrags
- Probleme lösen mit System
- Übungsauftrag
- Zusammenfassung und Abschluss

◆ Familientraining Thema 8: Probleme lösen mit System

Rückblick

Von Beginn an ist die gesamte Familie zusammen.

Der Trainer gibt eine kurze Zusammenfassung von allen bisher durchgenommenen Themenbereichen sowohl für die Eltern als auch für die Kinder. Hierbei kann auch der Ordner der Familie mit den bisherigen Arbeits- und Übungsmaterialien durchgesehen und gegebenenfalls sortiert werden.

Alle Familienmitglieder werden gefragt, ob sie Bemerkungen oder Fragen haben.

Besprechung des Übungsauftrags

Die Familie wird nach ihren Übungsaufträgen befragt, was sie getan haben, wie es verlaufen ist, was die Probleme waren und wie diese Probleme eventuell gelöst werden könnten.

Für das Kind werden die entsprechenden Punkte in die Punktekarte eingetragen (siehe 2. Sitzung).

Thema 8 *Probleme lösen mit System*

Der Trainer führt in das Thema ein. Er erläutert, dass es in jeder Familie Streit oder Meinungsverschiedenheiten geben kann und Wege gefunden werden müssen, um Konflikte zu lösen, bevor sie eskalieren. Die Familienmitglieder werden gefragt, was sie in solchen Situationen tun.

Mit dem Kind wurde dieses Thema bereits in der letzten Stunde begonnen – es kann berichten, was es schon darüber weiß.

Streit kann zwischen Kindern, Eltern und Kindern oder zwischen den Eltern entstehen. Es geht hier nicht um Situationen, bei denen die Hausregeln gelten, da diese gemeinsam besprochen wurden und daher keine Diskussion mehr zugelassen werden sollte.

Fünf Schritte zur Problemlösung

Schritt 1: Hier wird mit der Familie erarbeitet, innezuhalten und nachzudenken, bevor sie handeln. Zuerst sollten sie lernen, das Problem konkret zu beschreiben, ohne es dabei zu bewerten. Das Problem soll aus der eigenen Perspektive umschrieben, aber auch aus der Perspektive des anderen betrachtet werden. Gegenseitige Anschuldigungen sollten hierbei vermieden werden.

Zum Beispiel: «Du möchtest jetzt deine Sendung gucken und ich möchte meine Sendung gucken», anstatt: «Du bist egoistisch und willst immer deinen Willen durchsetzen».

Der Trainer leitet die Familie an, sich damit auseinanderzusetzen, dass es immer mehrere Positionen bei einem Konflikt gibt. Eigene Ziele und die des anderen können sich widersprechen. Die Familie sollte lernen, die Ursache des Problems zu finden. Wenn die Ursache des Problems klar ist, kann besser nach einer Lösung gesucht werden.

Schritt 2: Beim Sammeln von Lösungen soll die Familie lernen, viele verschiedene Lösungen für das Problem zu überlegen und nicht jede Lösung sofort zu bewerten. Der Trainer verdeutlicht, dass man, um später eine gute Entscheidung treffen zu können, viele Auswahlmöglichkeiten zur Verfügung haben sollte.

Schritt 3: Die Familie soll nun zu jeder Lösungsmöglichkeit denkbare Folgen bzw. Konsequenzen zuordnen.

Die Schritte 1 bis 3 sind wichtig, um impulsivem Verhalten entgegenzuwirken: Zuerst denken, dann handeln (STOPP!).

◆ **Schritt 4:** Bei diesem Schritt wird eine Lösung gewählt, mit der alle Familienmitglieder einverstanden sind, nachdem sie die möglichen Folgen abgewogen haben.

Schritt 5: Die Lösung wird ausgeführt. Danach wird geschaut, ob die Lösung passend war. Wenn die gewählte Strategie nicht zur Lösung des Problems geführt hat, sollte eine weitere ausprobiert werden.

Auf diese Weise Probleme zu lösen, geht zwar nur schrittweise voran und wirkt vielleicht unnatürlich und gezwungen, aber wenn die Familie sich daran gewöhnt hat und die Schritte beherrscht, wird es immer einfacher.

Rollenspiel

Die Familienmitglieder werden gebeten, Situationen zu benennen, die in der Familie häufig zu Konflikten führen. Eine Situation soll ausgewählt und nachgespielt werden (sie kann mit Video aufgezeichnet werden). Anschließend soll die Familie die Situation erneut spielen und dabei die fünf Schritte zur Problemlösung mithilfe des Arbeitsmaterials anwenden.

Wenn Eltern sagen, dass dies alles zu viel Zeit kostet, weist der Trainer darauf hin, dass diese Form der Problemlösung nur bei bestimmten Problemen angewendet wird (nicht bei Hausregeln). Den Eltern wird erläutert, dass sie diese fünf Schritte am besten am Anfang eines Konfliktes verwenden können. Wenn der Konflikt schon zu groß ist, ist es besser, dies später anzuwenden, wenn sich die Emotionen gelegt haben.

Übungsauftrag

Der Übungsauftrag wird mit der Familie zusammen durchgenommen. Thema ist das Lösen von Problemen in fünf Schritten. Die Erklärung zum Übungsauftrag wird laut vorgelesen.

Dies soll mindestens zweimal mit der ganzen Familie geübt werden und jeder Einzelne soll für sich selbst üben. Die Eltern sollen die Kinder anregen, die fünf Schritte zur Problemlösung selbst anzuwenden.

Eventuell können die fünf Schritte auf einem Blatt gut sichtbar, zum Beispiel in der Küche, aufgehängt werden.

Mit dem Kind wird der Übungsauftrag durchgegangen. Das Kind soll noch einmal üben, zu sich selbst «Stopp» zu sagen und jeden Tag ein Problem genau zu beschreiben.

Zusammenfassung und Abschluss

Die Zusammenfassung dieser Sitzung wird der Familie ausgehändigt. Das Kind wird auf die Zusammenfassung der letzten Sitzung hingewiesen.

Der Familie wird für ihre Mitarbeit gedankt.

Umgang mit Stress

■ Arbeitsmaterial

E1 Stresskreis
E4 Zeit für mich
E2 Umgang mit Stress
E3 Meine Energiereserven

EZ Eltern-Zusammenfassung Thema: Umgang mit Stress

Ziel der Sitzung Umgang mit Stress
Rückblick auf das bisherige Training, Umgang mit Stress.

Programm

◆ **Familie**
- Rückblick auf das bisherige Training
- Umgang mit Stress
- Zusammenfassung und Abschluss

◆ Familientraining

Rückblick auf das bisherige Training
Die einzelnen Familienmitglieder werden gefragt, wie sie mit den Hometreatment-Sitzungen, den Übungen und Übungsaufträgen zurechtgekommen sind. Die Familie wird gebeten, eine Zusammenfassung der bisherigen Themen zu versuchen – der Trainer gibt gegebenenfalls dabei Hilfestellung. Auf die Notwendigkeit des regelmäßigen Übens wird ausdrücklich hingewiesen, eventuell können Motivationsprobleme angesprochen werden.

Es wird Raum gegeben, aktuelle Probleme zu schildern.

Umgang mit Stress
Der Trainer bittet die Eltern zu überlegen, für wen oder was sie in ihrem Alltag Zeit brauchen und in welchem Umfang. Dies sollten sie in den Stresskreis in Form von «Kuchenstücken» eintragen. Die Größe des Kreissegments gibt Auskunft über die Höhe des Zeitaufwandes.

Außerdem sollen die Eltern angeben, welche eingetragenen Personen oder Aktivitäten am meisten Kraft kosten bzw. Stress bereiten.

Die Batterie sollte den Eltern die Möglichkeit geben, einzuzeichnen, über wie viel Kraft/Energie sie im Moment verfügen. Gleichzeitig sollten sie für sich überlegen, wie ihre Energien wieder aufgeladen werden könnten.

Anhand des Arbeitsblattes «Zeit für mich» können die Eltern konkret erarbeiten, welche Aktivitäten sie gerne machen würden und welche Regelungen

- sie dafür treffen müssten, um diese umzusetzen und ihre Batterien wieder aufzuladen.

Anhand des Arbeitsblattes «Umgang mit Stress» erläutert der Trainer, welche Fragen für die Eltern dabei hilfreich sein können (z. B. Welche Erwartungen stelle ich bzw. andere an mich? Welche Aufgaben kann ich abgeben?), um im Alltag selbst eine Stressanalyse durchführen zu können. So können sich die Eltern über ihre Stressoren bewusst werden, um rechtzeitig Lösungen für ihren Alltag zu finden (z. B. Prioritäten setzen – Was ist wirklich wichtig? Wer kann helfen?).

Zusammenfassung und Abschluss

Den Eltern wird die Zusammenfassung von dieser Sitzung ausgeteilt und der Trainer dankt der Familie für ihre Mitarbeit.

13. Sitzung

Arbeitsmaterial

Kindertraining

13 K1	Thema 9: Meine Wutwegmacher
13 K2	Meine persönlichen Wutwegmacher
13 K3	Schema: Situation–Gedanke–Gefühl–Verhalten–Konsequenzen
13 K4	Verhaltensanalyse
13 Kü1	Mein Übungsauftrag Thema 9 (Wut-Thermometer)
13 Kü2	Mein Übungsauftrag Thema 9 (Verhaltensanalyse)
13 Kz1	Meine Zusammenfassung Thema 9: Meine Wutwegmacher
13 Kz2	Meine Zusammenfassung Thema 9: Wie wende ich die Fertigkeiten an?

Familientraining

13 FÜ	Familien-Übungsauftrag Thema 8: Probleme lösen mit System (Wdh.)

Ziel der 13. Sitzung

Trainingseinheit «Wie gehe ich mit Wut um: Wutwegmacher» und Anwendung aller besprochenen Fertigkeiten zum Umgang mit Wut/Problemen, «Probleme lösen mit System» gemeinsam üben.

Programm

● Kind

- Rückblick
- Besprechung des Übungsauftrags
- Meine Wutwegmacher/Wie wende ich die Fertigkeiten an?
- Übungsauftrag
- Zusammenfassung

◆ Familie

- Rückblick
- Besprechung des Übungsauftrags
- Wiederholung/Gemeinsames Üben
- Übungsauftrag (Wdh.)
- Abschluss

Kindertraining Thema 9: Meine Wutwegmacher

Rückblick Thema 7
Der Trainer fragt das Kind, was es von der vorletzten Sitzung (Thema 7) noch weiß und gibt dabei selbst Hilfestellung.

Besprechung des Übungsauftrags
Es wird erfragt, wie der Übungsauftrag geklappt hat und welche Probleme es gab.

Die Aufzeichnungen des Kindes werden angeschaut und die entsprechenden Punkte in die Punktekarte eingetragen (siehe 2. Sitzung).

Thema 9 *Meine Wutwegmacher*

Auch wenn die gesamte Familie die fünf Schritte zur Problemlösung übt, soll das Kind zusätzlich für sich versuchen, die Schritte zur Problemlösung weiter anzuwenden.

Der Trainer spricht mit dem Kind über Wut und lässt sich die bisher erlernten Methoden wiederholen. Das Kind soll beschreiben, inwieweit es die bisher erarbeiteten Methoden (Mutmachersätze und Provokationsabwehr) hilfreich fand.

Der Trainer leitet das Gespräch in die Richtung: Wut bedeutet Anspannung/Kraft im Körper. Er fragt das Kind, welche Möglichkeiten es selbst sieht, diese Anspannung im Körper abzubauen. Das Kind soll hierfür Beispiele nennen, die der Trainer verdeckt mit dem Arbeitsblatt «Meine Wutwegmacher» abgleicht. Nennt das Kind Beispiele, die nicht bereits auf dem Arbeitsblatt aufgeführt sind, ergänzt der Trainer diese handschriftlich. Wenn dem Kind keine weiteren Beispiele einfallen, legt der Trainer das Arbeitsblatt vor. Das Kind sortiert nun diejenigen Beispiele aus, die ihm vermutlich nicht helfen würden.

An dieser Stelle kann der Trainer gegebenenfalls eine kurze Körperübung zum Thema «Entspannung» mit dem Kind durchführen. Hierzu wird das Kind dazu angeleitet seinen Körper anzuspannen (z. B. durch das Ballen der Hände zu Fäusten), diese Spannung kurz zu halten, um dann die Anspannung bewusst loszulassen (z. B. durch Hände lösen, Arme herunterhängen lassen, tief ausatmen, bis zehn zählen). Dies ist besonders geeignet bei Kindern, die nur wenig Zugang zu ihrem Körpergefühl herstellen können.

Die für das Kind passenden Beispiele sowie seine eigenen Vorschläge überträgt es dann auf das nächste Arbeitsblatt.

Der Trainer spricht mit dem Kind darüber, dass diese Methoden auch bei anderen unangenehmen Gefühlen wie Angst und Trauer helfen können. Das Arbeitsblatt «Meine persönlichen Wutwegmacher» soll im Zimmer des Kindes gut sichtbar aufgehängt werden.

Wie wende ich die Fertigkeiten an?

Hauptaugenmerk gilt nun den Wochenaufgaben und wie diese bewältigt wurden. Aufgabe des Trainers ist es, zu eruieren, wo die Hauptschwierigkeiten des Kindes in der Anwendung der neuen Fertigkeiten liegen, und diese gezielt anzugehen. Hierzu können Rollenspiele durchgeführt, die Eltern befragt sowie Videosequenzen aufgenommen werden.

Das Kind wird gefragt, in welchen Bereichen es selbst noch Probleme oder Schwierigkeiten sieht bzw. welche Dinge auch schon gut laufen. Der Trainer erläutert, dass es im Weiteren darum gehen wird, die bisher erarbeiteten Fähigkeiten weiter zu üben und restliche Problembereiche gezielt anzugehen.

Das Basis-Schema «Situation–Gedanke–Gefühl–Verhalten» wird erneut erklärt und zusätzlich die kurzfristigen und langfristigen Konsequenzen des Verhaltens erarbeitet.

Je nach Bedarf kann der Trainer die verschiedenen Wutwegmacher mit dem Kind anhand einer Verhaltensanalyse durchspielen. Unter dem Stichpunkt «Situation» werden Ursachen und Auslöser für aggressives Verhalten eruiert. Bei «Gedanke – Gefühl» sollen erst einmal negative Gedanken sowie Selbstwertprobleme aufgedeckt und schließlich alternative Bewertungsmöglichkeiten/ Mutmachergedanken erarbeitet werden. Abschließend werden individuelle Verhaltensalternativen und Bewältigungsmöglichkeiten mit dem Kind entwickelt. Mithilfe des Arbeitsblattes «Verhaltensanalyse» soll das Kind lernen, sein eigenes Verhalten besser zu verstehen und erkennen, an welchen Stellen es gezielt etwas verändern kann: Gedanken und Verhalten lassen sich verändern.

Hinweis für den Trainer

Sind vor allem delinquente Verhaltensweisen das Problem, sollte hierzu zunächst mit dem Kind alleine gearbeitet werden, das heißt, die Eltern verlassen den Raum oder der Trainer geht mit dem Kind in ein anderes Zimmer. Zur Bearbeitung der delinquenten Verhaltensweisen steht die Trainingseinheit «Was heißt hier verboten?» zur Verfügung. Diese kann, je nach Bedarf, auch zu einem früheren Zeitpunkt durchgenommen werden, ist aber ursprünglich für die 15. Sitzung (siehe dort) vorgesehen.

Übungsauftrag

Das Kind soll weiterhin in Wutsituationen üben, seine Wut zu kontrollieren. Nach wie vor sollen die Mutmachersätze und die Provokationsabwehr angewendet werden. Zusätzlich soll es nun die Wirksamkeit der Wutwegmacher erproben und über direkte und langfristige Konsequenzen nachdenken. Der Trainer macht das Kind darauf aufmerksam, dass nicht bei jedem Menschen alle Anti-Wut-Methoden gleich gut wirken. Das Kind wird aufgefordert, sich selbst zu beobachten und beim nächsten Mal zu berichten, welche Anti-Wut-Methode ihm am meisten liegt.

- Je nach Entwicklungsstand und Alter des Kindes, sollte der Trainer dem Kind anstelle des vorgesehenen Übungsauftrags den Übungsauftrag «Verhaltensanalyse» aushändigen und besprechen.

Zusammenfassung
Das Kind erhält die schriftlichen Zusammenfassungen, der Trainer gibt dabei eine kurze mündliche Zusammenfassung der Sitzung.

◆ Familientraining Wiederholung Thema 8

Rückblick
Die Geschwister und Eltern werden hinzugeholt. Die fünf Schritte zur Problemlösung werden kurz zusammengefasst.

Die Familienmitglieder werden gefragt, ob sie noch Fragen zu dem bearbeiteten Thema oder der Zusammenfassung haben.

Besprechung des Übungsauftrags
Der Trainer fragt, wie die Familie mit dem Auftrag zurechtgekommen ist, was sie umgesetzt haben, wie es verlaufen ist, was die Probleme waren und wie diese Probleme eventuell gelöst werden können.

Thema 8 *Wiederholung – Gemeinsames Üben*

Anhand der Bearbeitung des Übungsauftrags und der geschilderten Problemsituationen kann sich der Trainer ein Bild davon machen, wie die Familie insgesamt mit Problemen und Lösungsansätzen umgeht, welcher Kommunikationsstil dabei vorherrscht und wie die einzelnen Familienmitglieder sich an Problemlösungsprozessen beteiligen.

Der Trainer gibt der Familie diesbezüglich Rückmeldung. Unter Verwendung des Materials der letzten Stunde werden Themenbereiche erneut aufgegriffen, oder es können entsprechend nochmals Rollenspiele durchgeführt werden.

Übungsauftrag (Wdh.)
In diesem Übungsauftrag geht es erneut darum, die Problemlösung mit System zu üben.

Abschluss
Der Familie wird für ihre Mitarbeit gedankt.

14. Sitzung

■ Arbeitsmaterial

Kindertraining

14 Kü1	Mein Übungsauftrag (Stopp)
14 Kü2	Mein Übungsauftrag (Wut und Stopp)
14 Kü3	Mein Übungsauftrag (Verhaltensanalyse)

Elterntraining

14 E1	Thema 9: Verdecktes, verbotenes Verhalten (Beispielgeschichten)
14 E2	Faktoren, die auf verdecktes, verbotenes Verhalten Einfluss nehmen
14 E3	Individuelles Erklärungsmodell
14 E4	Grundsätzliches zum Umgang mit verdecktem, verbotenem Verhalten
14 E5A	Was können Sie tun, wenn Ihr Kind regelmäßig lügt?
14 E5B	Was können Sie tun, wenn Sie merken, dass Ihr Kind die Schule schwänzt?
14 E5C	Was können Sie tun, wenn Sie merken, dass Ihr Kind stiehlt?
14 E5D	Was können Sie tun, wenn Ihr Kind Suchtmittel konsumiert?
14 E5E	Was können Sie tun, wenn Ihr Kind regelmäßig Gegenstände zerstört?
14 E5F	Was können Sie tun, wenn Ihr Kind «zündelt»?
14 E5G	Was können Sie tun, wenn Ihr Kind Tiere quält?
14 EÜ1	Eltern-Übungsauftrag Thema 9: Umgang mit verdecktem, verbotenem Verhalten
14 EÜ2	Eltern-Übungsauftrag Thema 9: Umgang mit verdecktem, verbotenem Verhalten/Beobachtung des Kindes in Hinblick auf seine Stimmung (Beispiele)
14 EÜ3	Eltern-Übungsauftrag Thema 9: Umgang mit verdecktem, verbotenem Verhalten/Beobachtung des Kindes in Hinblick auf seine Stimmung
14 EZ1	Eltern-Zusammenfassung Thema 9: Umgang mit verdecktem, verbotenem Verhalten (vvV)
14 EZ2A	Eltern-Zusammenfassung Thema 9: Was können Sie tun, wenn Ihr Kind regelmäßig lügt?
14 EZ2B	Eltern-Zusammenfassung Thema 9: Was können Sie tun, wenn Ihr Kind regelmäßig die Schule schwänzt?
14 EZ2C	Eltern-Zusammenfassung Thema 9: Was können Sie tun, wenn Ihr Kind stiehlt?
14 EZ2D	Eltern-Zusammenfassung Thema 9: Was können Sie tun, wenn Ihr Kind Suchtmittel konsumiert?
14 EZ2E	Eltern-Zusammenfassung Thema 9: Was können Sie tun, wenn Ihr Kind regelmäßig Gegenstände zerstört?

14 EZ2F	Eltern-Zusammenfassung Thema 9: Was können Sie tun, wenn Ihr Kind «zündelt»?
14 EZ2G	Eltern-Zusammenfassung Thema 9: Was können Sie tun, wenn Ihr Kind Tiere quält?

Ziel der 14. Sitzung
Besprechung verschiedener Formen von verdecktem, verbotenem Verhalten und wie dieses verhindert bzw. damit umgegangen werden kann.

Programm

● **Kind**
- Rückblick
- Besprechung des Übungsauftrags
- Wiederholung
- Übungsauftrag (Wdh.)

▲ **Eltern**
- Rückblick
- Besprechung des Übungsauftrags
- Verdecktes, verbotenes Verhalten
- Übungsauftrag
- Zusammenfassung und Abschluss

● Kindertraining Wiederholung Thema 9

Rückblick
Der Trainer fragt das Kind, was es von der letzten Sitzung noch weiß und gibt dabei selbst Hilfestellung.

Besprechung des Übungsauftrags
Es wird erfragt, wie der Übungsauftrag geklappt hat und welche Probleme es gab.
Die Aufzeichnungen des Kindes werden angeschaut und die entsprechenden Punkte in die Punktekarte eingetragen (siehe 2. Sitzung).

Thema 9 *Wiederholung*

Hauptaugenmerk liegt weiterhin auf den Wochenaufgaben und wie diese bewältigt wurden. Anhand der Bearbeitung des Übungsauftrags wird für den Trainer ersichtlich, wo Verständnis- oder Umsetzungsprobleme des Kindes bestehen. Unter Verwendung des Materials der letzten Stunde werden Themenbereiche erneut aufgegriffen. Bei Bedarf kann nochmals eine Verhaltensanalyse mit dem Kind durchgeführt werden.

Übungsauftrag (Wdh.)
Wichtig ist, dass das Kind weiterhin Übungsaufträge bearbeitet, um die Fertigkeiten zu vertiefen und im Alltag zu etablieren. Es stehen drei Übungsaufträge zur erweiterten Auswahl. Es können aber auch vorherige Übungsaufträge nochmals bearbeitet werden, je nachdem welche Fertigkeiten das Kind noch nicht so gut beherrscht. Der Trainer wählt den Übungsauftrag aus, der den Fähigkeiten und Problemen des Kindes am meisten entspricht.
Dem Kind wird für seine Mitarbeit gedankt.

▲ Elterntraining Thema 9: Umgang mit verdecktem, verbotenem Verhalten (vvV)

Rückblick
Das letzte Thema wird kurz zusammengefasst.

Die Eltern werden gefragt, ob sie Bemerkungen oder Fragen zu den bisher behandelten Themen haben.

Besprechung des Übungsauftrags
Die Eltern werden gefragt, was sie umgesetzt haben, wie es verlaufen ist, was die Probleme waren und wie diese Probleme eventuell gelöst werden können.

Thema 9 *Umgang mit verdecktem verbotenem Verhalten (vvV)*

Der Trainer erläutert, dass es bisher darum ging, die Eltern mit Kompetenzen zum Umgang mit unerwünschtem Verhalten ihres Kindes auszustatten bzw. diese auszubauen. Bisher stand also meist sehr auffälliges Verhalten im Vordergrund. Neben diesem offensichtlichen Problemverhalten tritt bei Kindern mit expansiven Verhaltensauffälligkeiten oft verdecktes, unerwünschtes Verhalten auf, zum Beispiel: stehlen, lügen, Gegenstände zerstören oder mit Feuer spielen/Feuer legen.

Die Eltern werden gefragt, welche verdeckten verbotenen Verhaltensweisen (vvV) sie bei ihrem Kind bisher bemerkt haben oder welche sie vermuten. Überdies werden die Eltern gefragt, welche konkreten Anhaltspunkte sie dafür haben und ob vvV seit Beginn des Trainings schon reduziert werden konnte.

Gemeinsam mit den Eltern hält der Trainer Rückschau über die bisher erarbeiteten elterlichen Kompetenzen. Er leitet die Eltern an, die bisherigen Themen daraufhin zu untersuchen, welche Möglichkeiten sie im Umgang mit vvV bieten.

Den Eltern wird erläutert, dass es bei diesem speziellen Verhaltensbereich besonders wichtig ist, die Faktoren anzuschauen, die zu vvV beitragen, es begünstigen und aufrechterhalten. Der Trainer legt den Eltern das erste Arbeitsblatt vor, lässt die Eltern die Beispiele lesen oder liest sie selbst vor und fragt die Eltern, wie sie jeweils reagieren würden. Sie werden gebeten, sich ebenso in die Lage des Kindes zu versetzen und seine Gefühle/Gedanken zu beschreiben. Der Trainer

▲ leitet das Gespräch dahingehend, dass es bedeutsam ist, die Ursachen des vvV zu kennen, um angemessen darauf reagieren zu können.

Die Eltern werden gefragt, welche Ursachen für vvV sie bei ihrem Kind vermuten.

Anhand des nächsten Arbeitsblattes erarbeitet der Trainer mit den Eltern die möglichen Faktoren, die auf das vvV ihres Kindes Einfluss nehmen könnten.

Anschließend wird das individuelle Erklärungsmodell für vvV gemeinsam mit den Eltern entwickelt. Wenn das Kind verschiedene vvV zeigt, können entsprechend mehrere Modelle erstellt werden. Aufgrund des Zeitaufwandes sollten in dieser Sitzung jedoch nicht mehr als zwei Verhaltensweisen mit den Eltern ausführlich bearbeitet werden. Die Eltern sollten die Verhaltensweisen auswählen, die ihnen am meisten Schwierigkeiten machen bzw. die größten Sorgen bereiten.

In den Kreis in der Mitte wird das konkrete vvV eingetragen. In den äußeren Ring mit den Pfeilen trägt der Trainer die Haupteinflussfaktoren so konkret wie möglich ein. Der Trainer leitet die Eltern an, sich an konkrete Situationen zu erinnern und zu benennen, in denen sie etwas über mögliche Einflussfaktoren erfahren haben – Äußerungen des Kindes zu seinem Freundeskreis oder über sich selbst (z. B. «Ich bin ein Versager»), Bedürfnisse des Kindes, Belastungen der Eltern-Kind-Beziehung etc.

Der Trainer fragt die Eltern, welche Schlussfolgerungen sie aus dem Erklärungsmodell ableiten können und unterstützt die Eltern durch gezielte Fragen. Dabei sollte der Blick auf folgende Aspekte gelenkt werden:

- Eine vertrauensvolle Beziehung zwischen Eltern und Kind ist wichtig, damit sich das Kind bei Problemen an die Eltern wendet.
- Eltern sollten über die Interessen, Wünsche, Bedürfnisse, Freizeitaktivitäten und Kontakte des Kindes Bescheid wissen, um entsprechende Unterstützung anbieten zu können (Monitoring).
- Eltern sollten regelmäßig Zeit mit ihrem Kind verbringen, das Gespräch mit ihrem Kind suchen, um besser entscheiden zu können, was ihr Kind braucht.
- Eltern sollten selbst Vorbild sein.

Wenn die Eltern wenig Zugang zur Problematik ihres Kindes finden, kann es hilfreich sein, die Eltern zu fragen, wie sie selbst als Kind gewesen sind, welches vvV sie als Kind gezeigt haben, wie ihre eigenen Eltern damit umgegangen sind und welche Hilfestellung sie sich gewünscht hätten.

Für den weiteren Verlauf der Sitzung ist es wichtig, dass der Trainer einschätzt, wie gut das Verhältnis zwischen Eltern und Kind ist bzw. wie stark kontrollierend und in welcher Form und Intensität die Eltern Konsequenzen einsetzen. Wenn die Beziehung zwischen Eltern und Kind von Vertrauen, Respekt und Zuneigung geprägt ist, kann den Eltern angeraten werden, bei vvV die elterliche Kontrolle zu erhöhen. Ist jedoch das Erziehungsverhalten der Eltern insgesamt bereits stark kontrollierend und werden bisweilen sehr negative Konsequenzen vergeben, so ist es nicht sinnvoll, die Eltern zur Stärkung ihrer Monitoring-Funktion anzuleiten, sondern im Gegenteil sollte dann verstärkt mit dem Erklärungsmodell in Hinblick auf die Verbesserung der Eltern-Kind-Beziehung gearbeitet werden. In solchen Beziehungskonstellationen ist es auch sinnvoll, bereits den Blick auf die Sitzung 16 zu richten, in der es um das Schaffen eines positiven Familienklimas gehen wird.

Anhand des Arbeitsblattes werden die grundlegenden Aspekte zum Umgang mit vvV zusammengefasst.

Je nach dem von den Eltern ausgewählten vvV ihres Kindes, wählt der Trainer die entsprechenden Arbeitsmaterialien aus (maximal zwei der nachfolgenden Themen), um mit den Eltern konkret die Möglichkeiten des Umgangs zu erarbeiten.

Lügen

Um eine stabile Eltern-Kind-Beziehung zu erreichen, muss man einander vertrauen und die Wahrheit sagen können. Der Trainer fragt die Eltern nach konkreten Situationen, in denen ihr Kind offensichtlich gelogen hat und woran sie festmachen, dass ihr Kind gelogen hat.

Der Trainer erläutert den Unterschied zwischen bewusstem Lügen und frühkindlichem Lügen (im Sinne von Geschichten erzählen, phantasieren etc.). Ab einem Alter von acht bis zwölf Jahren kann man von bewusstem Lügen ausgehen.

Der Trainer erinnert an die im Erklärungsmodell erarbeiteten Ursachen des Lügens. Danach wird besprochen, wie die Eltern mit diesem Verhalten umgehen können (siehe auch das entsprechende Arbeitsblatt und die dazugehörige Eltern-Zusammenfassung).

Die Eltern sollten darauf hingewiesen werden, dass es Formulierungen gibt, die Lügen herausfordern können. Beispielsweise: «Wenn du mir jetzt erzählst, dass du mit Max auf der Baustelle da hinten gespielt hast, bekommst du einen Monat Hausarrest.» Hier wird beispielweise eine negative Konsequenz angedroht, wenn das Kind die Wahrheit sagt.

Der Trainer weist die Eltern darauf hin, dass sie ihrem Kind signalisieren sollten, dass sie generell bereit sind, ihm zu glauben («im Zweifel für den Angeklagten!»). Sie sollten ihm zeigen, dass sie ihm vertrauen und es in allen Problemlagen unterstützen. Die Eltern sollten verstärkt darauf achten, dass sie ihr Kind loben und Zeit für Gespräche einräumen.

Schule schwänzen

Wenn Kinder die Schule schwänzen, haben sie die unterschiedlichsten Gründe dafür. Bei der Erarbeitung des Erklärungsmodells sollte der Trainer daher mit den Eltern sehr genau abklären, welche Ursache dem Schwänzen zugrunde liegt.
Es wird besprochen, wie die Eltern mit diesem Verhalten umgehen können (siehe auch entsprechendes Arbeitsblatt und die dazugehörige Eltern-Zusammenfassung). Der Trainer erinnert an die im Erklärungsmodell erarbeiteten Ursachen

▲ von Schuleschwänzen und die daraus gezogenen Schlussfolgerungen (vertrauensvolle Eltern-Kind-Beziehung, gemeinsam Zeit verbringen etc.).

Die Eltern sollten ihrem Kind verdeutlichen, dass sie an seinem Wohl interessiert sind und daher nicht dulden werden, dass es den Unterricht versäumt. In diesem Zusammenhang sollten die Eltern mit ihrem Kind darüber sprechen, dass in Deutschland eine allgemeine Schulpflicht besteht und sie als Sorgeberechtigte die Pflicht haben, den Schulbesuch durchzusetzen.

Eine logische negative Konsequenz wäre in diesem Fall eine Einschränkung der Freizeit des Kindes, um den versäumten Unterrichtsstoff nachzuholen.

Die Eltern sollten hier nochmals an das Monitoring erinnert werden. Sie sollten das Umfeld ihres Kindes kennen, bei seinem Freundeskreis «auf dem Laufenden sein», denn Kinder schwänzen oft gemeinsam mit anderen die Schule.

Der Trainer sollte mit den Eltern erarbeiten, dass ohne eine gute Kooperation mit der Schule, dieses Problem nicht angegangen werden kann. Dazu sollte der Trainer die Eltern befragen, in welcher Form und in welchem Umfang aktuell der Kontakt zur Schule bzw. zu dem Klassenlehrer besteht.

Stehlen

Fast jedes Kind hat schon einmal, entweder zu Hause oder außer Haus, etwas mitgehen lassen oder gestohlen. Etwas zu nehmen, ohne vorher zu fragen, tritt im Entwicklungsverlauf bei Fünf- bis Achtjährigen auf. Ab dem Alter von ca. zehn Jahren legt sich dies meist wieder. Wenn das nicht der Fall ist oder das Stehlen vor dem zehnten Lebensjahr gehäuft vorkommt, sollten die Eltern dem nachgehen und konsequent darauf reagieren.

Der Trainer erinnert an die im Erklärungsmodell erarbeiteten Ursachen des Stehlens und die daraus gezogenen Schlussfolgerungen (vertrauensvolle Eltern-Kind-Beziehung, Monitoring etc.).

Danach wird besprochen, wie die Eltern mit diesem Verhalten umgehen können (siehe auch entsprechendes Arbeitsblatt und die dazugehörige Eltern-Zusammenfassung).

Wenn ein Kind etwas gestohlen hat, sollte es den angerichteten Schaden wieder gut machen, zum Beispiel das Gestohlene wieder zurückbringen, es ersetzen oder bezahlen. Hat das Kind selbst nicht genügend Geld zur Verfügung, können die Eltern es vorstrecken und dem Kind die Möglichkeit geben, die Summe abzuarbeiten oder in Raten von seinem Taschengeld zurückzuzahlen. In keinem Fall sollte dem Kind sein gesamtes Taschengeld gestrichen werden, da es auf diese Weise keine Möglichkeit mehr hat, sich selbst etwas zu kaufen.

Eltern vermuten, dass ihr Kind stiehlt, ohne einen Beweis dafür zu haben

Schwieriger wird es, wenn die Eltern sicher sind, dass ihr Kind gestohlen hat, aber keinen Beweis dafür haben. Der Trainer erläutert, dass die Eltern diesen Verdacht offen mit ihrem Kind ansprechen und diesbezügliche Maßnahmen ankündigen sollten. Die Eltern sollten sich bewusst machen, dass dies einen Ausdruck von

Misstrauen gegenüber ihrem Kind darstellt und die Eltern-Kind-Beziehung enorm belasten kann. Damit diese Maßnahme fruchten kann, müssen die Eltern bereit sein, viel Zeit zu investieren. Ebenso sollte der Trainer die Eltern aufklären, dass sie bei zu repressiver Vorgehensweise das Kind noch mehr in sein vvV hineindrängen können.

Der Trainer weist die Eltern darauf hin, dass sie ihrem Kind generelle Bereitschaft signalisieren sollten, ihm zu vertrauen und es in allen Problemlagen zu unterstützen. Die Eltern sollten verstärkt darauf achten, dass sie ihr Kind loben, gemeinsam mit ihm etwas unternehmen und Zeiten für Gespräche einräumen. Sie sollten ihrem Kind verdeutlichen, dass sie an seinem Wohl interessiert sind und daher nicht dulden werden, dass es sich gesetzeswidrig verhält. Gleichzeitig sollten die Eltern nach Wünschen ihres Kindes fragen und mit ihm nach Möglichkeiten suchen, auf legalem Weg seine Wünsche zu erfüllen.

Der Trainer leitet die Eltern dazu an, ihrem Kind zu erklären, dass sie von nun an mehr nach ihm schauen werden. Sie sollen ihm verdeutlichen, dass es von nun an für alle Gegenstände in seinem Besitz verantwortlich ist. Bemerken die Eltern etwas Neues im Besitz ihres Kindes, sollen sie es offen darauf ansprechen. Abendlich wird ein Gespräch mit dem Kind in seinem Zimmer geführt, wie es seinen Tag verbracht hat und ob es sich etwas gekauft hat. Bei neuen Dingen im Besitz des Kindes muss es belegen, woher sie stammen und eine Rechnung vorlegen. Gibt das Kind an, es habe sich diesen Gegenstand geliehen, setzen die Eltern mit ihm zusammen fest, wann es dies wieder zurückgeben soll und kündigen an, nachzuprüfen (z. B. bei dem Freund des Kindes anzurufen), ob die Rückgabe auch wirklich erfolgt ist.

Umgang mit Suchtmitteln

Der Trainer erinnert an die im Erklärungsmodell erarbeiteten Ursachen des Suchtmittelkonsums und die daraus gezogenen Schlussfolgerungen (vertrauensvolle Eltern-Kind-Beziehung, Monitoring, selbst Vorbild sein etc.).

Es wird besprochen, wie die Eltern mit diesem Verhalten umgehen können (siehe auch entsprechendes Arbeitsblatt und die dazugehörige Eltern-Zusammenfassung).

Der Trainer weist auf die gesetzliche Grundlage nach dem bestehenden Jugendschutzgesetz hin (der Konsum von Alkohol unter 16 Jahren und Zigaretten unter 18 Jahren ist in der Öffentlichkeit grundsätzlich nicht erlaubt). Dies sollten die Eltern ihren Kindern mitteilen. Zudem sollten die Eltern ihrem Kind erklären, dass ihnen seine Gesundheit wichtig ist und sie es daher auch nicht zulassen, diese leichtfertig zu gefährden. Ein Satz wie beispielsweise: «Ich habe Angst um dich», oder: «Ich mache mir Sorgen», kann in diesem Zusammenhang hilfreich sein.

Der Trainer erinnert die Eltern an die Bedeutung des Selbstbildes, bzw. Selbstwertgefühls ihres Kindes im Zusammenhang mit Verhalten (1. Sitzung, Thema 1). Kinder mit einem höheren Selbstwertgefühl halten Gruppendruck eher stand.

▲ Bei diesem Thema ist es wichtig, deutlich auf die Vorbildfunktion der Eltern einzugehen, gleichzeitig aber auch vorsichtig mit dem Thema umzugehen (z. B. Suchtverhalten der Eltern, Rechtfertigungsdruck).

Zerstören von Gegenständen

Der Trainer erinnert an die im Erklärungsmodell erarbeiteten Ursachen des Zerstörens fremder oder auch eigener Sachen und die daraus gezogenen Schlussfolgerungen (vertrauensvolle Eltern-Kind-Beziehung, Monitoring, selbst Vorbild sein, gemeinsam Zeit verbringen etc.).

Der Trainer erarbeitet mit den Eltern, wie sie mit diesem Verhalten umgehen können (siehe auch entsprechendes Arbeitsblatt und die dazugehörige Eltern-Zusammenfassung).

Die Eltern sollten gemeinsam mit ihrem Kind hinterfragen, aus welchen Gründen (z. B. Eifersucht auf Geschwister, Langeweile) und in welchen Situationen (z. B. Streit mit Geschwistern, Ärger in der Schule) das Kind Gegenstände beschädigt oder zerstört. Die Eltern können dann mit ihrem Kind nach Alternativen zu diesem unerwünschten Verhalten suchen, dazu können sie die fünf Schritte zur Problemlösung anwenden (alternatives Verhalten: Ablenkung suchen oder sich bei den Eltern melden und gemeinsam einen Beschäftigungsplan aufstellen, Umgang mit Wut etc.).

Wenn das Kind wiederum Gegenstände zerstört, soll es den angerichteten Schaden wieder gut machen, alternativ kann ein Verstärker entzogen werden.

Zündeln

Der Trainer erinnert an die im Erklärungsmodell erarbeiteten Ursachen des Zündelns und die daraus gezogenen Schlussfolgerungen (vertrauensvolle Eltern-Kind-Beziehung, Monitoring etc.).

Danach wird besprochen, wie die Eltern mit diesem Verhalten umgehen können (siehe auch entsprechendes Arbeitsblatt und die dazugehörige Eltern-Zusammenfassung).

Die Eltern sollten mit ihrem Kind zusammen hinterfragen, in welchen Situationen es zum Zündeln verleitet wird (z. B. bei Faszination, Wut). Anschließend können sie mit ihrem Kind einen Plan erstellen, wie es ein anderes Verhalten zeigen kann – dazu können die fünf Schritte zur Problemlösung angewendet werden.

Wenn dieses Verhalten dennoch vorkommt, soll das Kind den angerichteten Schaden wieder gut machen, alternativ kann ein Verstärker entzogen werden.

Im Gespräch sollten die Eltern ihr Kind über gefährliche Situationen und Gegenstände aufklären, und wie man damit umgeht.

Tierquälerei

Bei diesem Thema gilt es wieder, die möglichen Ursachen sehr genau herauszuarbeiten. Liegen dem Verhalten Ursachen wie Wut, Langeweile, Gruppenzwang, Eifersucht auf das Tier etc. zugrunde, bespricht der Trainer mit den Eltern, wie sie mit diesem Verhalten umgehen können (siehe auch entsprechendes Arbeitsblatt und die dazugehörige Eltern-Zusammenfassung) und erinnert dabei an die im Erklärungsmodell erarbeiteten Ursachen des Verhaltens und die daraus gezogenen Schlussfolgerungen (vertrauensvolle Eltern-Kind-Beziehung, gemeinsam Zeit verbringen etc.).

Der Trainer sollte mit den Eltern erarbeiten, dass diese mit ihrem Kind klären, in welchen Situationen es dieses Verhalten zeigt, welche Gefühle es vor diesem Verhalten hat (z. B. Eifersucht, Wut), und welche Gefühle es danach empfindet (z. B. Scham, Trauer, Angst). Der Trainer kann die Eltern ermutigen, das «Vorher – Verhalten – Nachher»-Schema zu Hilfe zu nehmen und gemeinsam mit dem Kind eine Verhaltensanalyse durchzuführen (siehe 13. Sitzung, Kindertraining).

Eine mögliche Konsequenz für das Kind wäre eine soziale Aufgabe, bei der es für jemand anderen etwas erledigen oder Verantwortung für Schwächere übernehmen muss.

Übungsauftrag

Anschließend wird die Wochenaufgabe zusammen mit den Eltern durchgenommen (die Erklärung wird laut vorgelesen). Thema ist zum einen der Umgang mit verdecktem, verbotenem Verhalten, zum anderen die Beobachtung der Eltern-Kind-Beziehung.

Die vorgegebenen Beispiele werden besprochen. Die Eltern sollten zusätzlich selbst noch Beispiele benennen.

Die Eltern legen die Konsequenzen selbst fest und versuchen sie anzuwenden (der Trainer wirkt dabei unterstützend).

Die Eltern sollten ermutigt werden, auch für das in dieser Sitzung nicht ausführlich besprochene vvV ihres Kindes selbstständig ein individuelles Erklärungsmodell zu erstellen. Der Trainer sollte die entsprechenden Arbeitsblätter zu diesem vvV den Eltern zur Verfügung stellen.

Zusammenfassung und Abschluss

Die Zusammenfassungen dieser Sitzung werden ausgeteilt. Der Trainer kann gegebenenfalls auch die Zusammenfassungen zu dem vvV aushändigen, das das Kind bisher noch nicht gezeigt hat bzw. das noch kein Thema war.

Den Eltern wird für ihre Mitarbeit gedankt.

15. Sitzung

■ Arbeitsmaterial

Kindertraining

15 K1	Thema 10: Was heißt hier verboten? (vier Geschichten)
15 K2	Schema: Situation–Gedanke–Gefühl–Verhalten–Konsequenzen
15 K3	Verhaltensanalyse
15 K4	Wozu braucht man eigentlich Regeln?
15 K5	Woher weißt du, was richtig und was falsch ist?
15 K6	Warum macht ein Kind/Jugendlicher etwas Verbotenes?
15 K7	Es fällt mir schwer, mich an folgende Regeln zu halten.
15 Kü	Mein Übungsauftrag Thema 10
15 Kz	Meine Zusammenfassung Thema 10: Was heißt hier verboten?

Elterntraining

15 EÜ1	Eltern-Übungsauftrag Thema 9: Umgang mit verdecktem, verbotenem Verhalten (Wdh.)
15 EÜ2	Eltern-Übungsauftrag Thema 9: Umgang mit verdecktem, verbotenem Verhalten/Beobachtung des Kindes in Hinblick auf seine Stimmung (Wdh.)

Ziel der 15. Sitzung

Trainingseinheit «Was heißt hier verboten?», gemeinsam verdecktes, verbotenes Verhalten besprechen.

Programm

● **Kind**
- Rückblick
- Besprechung des Übungsauftrags
- Was heißt hier verboten?
- Übungsauftrag
- Zusammenfassung

▲ **Eltern**
- Rückblick
- Besprechung des Übungsauftrags
- Wiederholung/Fragen
- Übungsauftrag (Wdh.)

◆ **Familie**
- Gemeinsame Absprachen und Erläuterungen
- Abschluss

Kindertraining Thema 10: Was heißt hier verboten?

Hinweis für den Trainer
Das Thema dieser Sitzung sollte auf jeden Fall zuerst mit dem Kind alleine besprochen werden.

Rückblick Thema 9
Der Trainer fragt das Kind, was es von der letzten Sitzung noch weiß und gibt dabei selbst Hilfestellung.

Besprechung des Übungsauftrags
Es wird erfragt, wie der Übungsauftrag (je nachdem, welcher bearbeitet wurde) geklappt hat und welche Probleme es gab.

Die Aufzeichnungen des Kindes werden angeschaut und die entsprechenden Punkte in die Punktekarte eingetragen (siehe 2. Sitzung).

Thema 10 *Was heißt hier verboten?*

Der Trainer führt in die Thematik ein, indem er die vier kleinen Geschichten vorliest. Mit Hilfe des Schemas «**Situation – Gedanke – Gefühl – Verhalten – Konsequenzen**» wird jede Geschichte zusammen mit dem Kind durchgegangen. Einerseits erhält der Trainer hierbei einen Einblick in das moralische Verständnis des Kindes, andererseits kann er das Kind auf Themen wie «Unrechtsbewusstsein», «Einsicht in Notwendigkeit von Konsequenzen» sowie «Entwicklung alternativer Verhaltensweisen» hinlenken. Das Kind soll (je nach Alter auch farblich) die Geschichten in ihre einzelnen Bestandteile zerlegen und den Punkten des Schemas zuordnen. Hierbei bietet der Trainer Unterstützung. Je nach Verständnis und Einfühlungsvermögen des Kindes kann auch eine detaillierte Verhaltensanalyse für eine der Geschichten durchgeführt werden.

Als Nächstes soll sich das Kind damit beschäftigen, wozu man eigentlich Regeln braucht. Findet das Kind keine Antwort, kann der Trainer Fragen aufwerfen wie: «Warum haben Spiele Regeln?» «Wozu gibt es Regeln im Mannschaftsport?» «Warum muss es im Straßenverkehr Regeln geben?» und nicht zuletzt auch auf die Hausregeln der Familie verweisen. Im Weiteren sollen einige Gesetze und Schulregeln aufgeschrieben sowie erarbeitet werden, dass es auch im Freundeskreis – oft unausgesprochene – Regeln gibt.

Wie man diese Regeln lernt bzw. erfährt, was richtig oder falsch ist, wird auf einem weiteren Arbeitsblatt festgehalten. Schlussendlich sollten folgende Aspekte erarbeitet werden:

- Erwachsene sagen, was richtig/falsch ist.
- Man kann sich etwas bei anderen abgucken (Modelllernen).
- Man lernt aus eigener Erfahrung.

- Man lernt aus Erfahrung anderer.
- Man lernt über die Konsequenzen.

Indem die Frage «Warum macht ein Kind etwas Verbotenes?» aufgeworfen wird, sollte nicht nur der Blick auf mögliche Ursachen für delinquentes Verhalten gerichtet, sondern auch die Einstellung des Kindes dazu beachtet werden (siehe auch 15 Kz). In diesem Zusammenhang sollte das Kind auf eigenes verbotenes Verhalten angesprochen werden. Es kann erläutern, was passiert ist und selbst aufzeigen, was daran falsch war. Der Trainer kann hier auch wieder das Schema oder die Verhaltensanalyse einsetzen. Das Kind kann nun auch benennen, welche negativen Konsequenzen es bei diesem Verhalten für angemessen hält. Auf jeden Fall sollte der Trainer sich die Zeit nehmen, mit dem Kind ausführlich die kurzfristigen und besonders die langfristigen Konsequenzen des vvV zu erarbeiten. In diesem Zusammenhang erklärt der Trainer, dass über vvV heute auch im Familientraining gesprochen wird. Er sollte das Kind fragen, welches eigene vvV es gerne mit den Eltern gemeinsam besprechen möchte.

Wenn das Kind nicht über sein eigenes delinquentes Verhalten sprechen möchte, sollte es nicht unter Druck gesetzt werden. Es wird dann zunächst auf einer allgemeinen Ebene gearbeitet, nach dem Motto «Stell dir ein Kind vor, das...» Es sollte vor allem herausgearbeitet werden, dass es immer Verhaltensalternativen gibt und das Kind lernen kann, seine Impulse zu steuern und auf legalem Weg etwas zu erreichen.

Mit dem Arbeitsblatt «Es fällt mir schwer, mich an folgende Regeln zu halten» wird dann zum Übungsauftrag übergeleitet.

Übungsauftrag

Der Übungsauftrag wird mit dem Kind erarbeitet. Das Kind soll sich eine Regel aussuchen, an die es sich halten möchte. Jeden Tag soll es aufschreiben, wie oft es sich an die Regel gehalten hat. Wenn es nicht geklappt hat, soll es sich überlegen, warum nicht und darüber nachdenken, was es hätte anders machen können.

Zusammenfassung

Das Kind erhält die schriftliche Zusammenfassung, der Trainer gibt dabei eine kurze mündliche Zusammenfassung der Sitzung.

▲ Elterntraining Wiederholung Thema 9

Rückblick

Das vorherige Thema wird kurz zusammengefasst.

Die Eltern werden gefragt, ob sie noch Fragen zu dem bearbeiteten Thema oder den Zusammenfassungen haben.

Besprechung des Übungsauftrags

Die Eltern werden gefragt, was sie umgesetzt haben, wie es verlaufen ist, wo die Probleme lagen und wie diese eventuell gelöst werden können.

Wiederholung/Fragen

Anhand der Bearbeitung des Übungsauftrags wird für den Trainer ersichtlich, wo Verständnis- oder Umsetzungsprobleme der Familie bestehen. Unter Verwendung des Materials der letzten Stunde werden Themenbereiche erneut aufgegriffen.

Falls die Eltern selbstständig ein Erklärungsmodell für weiteres vvV ihres Kindes erstellt oder sich über den Umgang mit diesem vvV Gedanken gemacht haben, sollte der Trainer Zeit einräumen, um dies mit den Eltern zu besprechen.

Übungsauftrag (Wdh.)

Anschließend werden die Übungsaufträge zusammen mit den Eltern durchgenommen (die Erklärung wird laut vorgelesen).

In diesen Übungsaufträgen geht es wieder darum, das verdeckte, verbotene Verhalten des Kindes weiterhin genau zu beobachten und eigene Reaktionen sowie deren Effekte zu dokumentieren. Darüber hinaus soll erneut die Eltern-Kind-Beziehung gefördert werden, indem die Eltern weiter versuchen sollen, die Stimmung ihres Kindes zu beobachten.

◆ Familientraining

Die Kinder (auch die Geschwister) werden hinzugeholt.

Gemeinsame Absprache und Erläuterung

Dem Kind wird erklärt, was und welches vvV heute und in der letzten Sitzung mit den Eltern besprochen wurde. Es wird gefragt, ob das Kind ähnliche Situationen zum Beispiel in der Schule bei anderen Kindern mitbekommen hat. Das Kind soll eine Beispielsituation beschreiben, erläutern, was daran falsch ist und welche negative Konsequenz es für angemessen hält.

Je nach Absprache aus dem Kindertraining kann nun auch auf die Delinquenz des Kindes eingegangen werden. Auch hier sollte das Kind selbst negative Konsequenzen benennen, die es für angemessen hält.

Die Eltern sollten hier auch die Gelegenheit haben, dem Kind die Konsequenzen mitzuteilen, die sie für das besprochene verdeckte, verbotene Verhalten überlegt haben.

Dem Kind muss verdeutlicht werden, dass dieses Verhalten gesetzlich verboten ist und daher immer Konsequenzen folgen müssen, damit es nicht mehr vorkommt.

Abschluss

Der Familie wird für ihre Mitarbeit gedankt.

16. Sitzung

■ Arbeitsmaterial

Kindertraining

16 Kü1	Mein Übungsauftrag Thema 10 (Wdh.)
16 Kü2	Mein Übungsauftrag (Stopp)
16 Kü3	Mein Übungsauftrag (Wut und Stopp)
16 Kü4	Mein Übungsauftrag (Verhaltensanalyse)

Elterntraining

16 E	Thema 10: Schaffen eines positiven Familienklimas. Die «Doppelrolle» der Eltern
16 EZ	Eltern-Zusammenfassung Thema 10: Schaffen eines positiven Familienklimas

Familientraining

16 F	Was können wir gemeinsam dafür tun, dass unser Familienklima angenehmer wird?
16 FÜ	Familien-Übungsauftrag Thema 10: Schaffen eines positiven Familienklimas

Ziel der 16. Sitzung

Erarbeiten, wie ein positives Familienklima erreicht werden kann.

Programm

● **Kind**
- Rückblick
- Besprechung des Übungsauftrags
- Wiederholung
- Übungsauftrag (Wdh.)

▲ **Eltern**
- Rückblick
- Besprechung der Übungsaufträge
- Schaffen eines positiven Familienklimas

◆ **Familie**
- Gemeinsame Absprachen
- Übungsauftrag
- Abschluss

● Kindertraining Wiederholung Thema 10

Rückblick
Der Trainer fragt das Kind, was es von der letzten Sitzung noch weiß und gibt dabei selbst Hilfestellung.

Besprechung des Übungsauftrags
Es wird erfragt, wie der Übungsauftrag geklappt hat und welche Probleme es gab. Die Aufzeichnungen des Kindes werden angeschaut und die entsprechenden Punkte in die Punktekarte eingetragen (siehe 2. Sitzung).

Wiederholung Thema 10
Anhand der Bearbeitung des Übungsauftrags wird für den Trainer ersichtlich, wo Verständnis- oder Umsetzungsprobleme des Kindes bestehen. Unter Verwendung des Materials der letzten Stunden werden Themenbereiche erneut aufgegriffen. Der Trainer kann bei dieser Gelegenheit das Kind nochmals genauer auf das eigene vvV ansprechen. Hierzu kann erneut das Schema «**Situation – Gedanke – Gefühl – Verhalten – Konsequenz**» oder das Arbeitsblatt «Verhaltensanalyse» verwendet werden.

Übungsauftrag (Wdh.)
Das Kind erhält erneut den Übungsauftrag der letzten Sitzung und zusätzlich den für seine Problematik angemessenen Übungsauftrag aus der Auswahl.

▲ Elterntraining Thema 10: Schaffen eines positiven Familienklimas

Rückblick
Das Thema 9 wird kurz zusammengefasst.

Besprechung der Übungsaufträge
Eltern werden gefragt, was sie umgesetzt haben, wie es verlaufen ist, wo die Probleme lagen und wie diese eventuell gelöst werden können.

Thema 10 *Schaffen eines positiven Familienklimas*

Positive Aktivitäten
Der Trainer erfragt, was die Eltern sich unter positiven Familienaktivitäten vorstellen und warum diese so wichtig sind.

Das Gespräch sollte auf folgende Punkte gelenkt werden:

- Gemeinsame Unternehmungen führen dazu, dass Eltern und Kinder sich in einer entspannten Atmosphäre einmal ganz anders erleben können.

- Gemeinsame Erlebnisse ergeben Gesprächsstoff, fördern den Zusammenhalt und das Zusammengehörigkeitsgefühl.
  Wichtig: Alle Familienmitglieder (auch die Eltern) sollten Spaß daran haben.

Diese Aktivitäten sollten unabhängig vom Verhalten des Kindes stattfinden. Sie sollten weder zur Belohnung verwendet noch als negative Konsequenz entzogen werden. Schließlich geht es darum, ein Gegengewicht zu den Schwierigkeiten und Anstrengungen des Alltags zu finden.

Die Eltern werden gefragt, was sie schon machen und ob sie damit zufrieden sind.

Kommunikation

Der Trainer fragt die Eltern, wie viel Zeit für Gespräche in der Familie vorhanden ist und ob es feste Zeitpunkte dafür gibt. «Stellen Sie sich vor: Das Kind möchte mehr Zeit mit Ihnen verbringen oder möchte etwas ändern, weiß Ihr Kind dann auch wie und wann es mit Ihnen darüber sprechen kann?»

Es ist wichtig, offen miteinander zu kommunizieren und auf nette Weise miteinander umzugehen. Das Familienklima wird dadurch positiv verändert, und deshalb wird die Familie eher im Stande sein, Probleme zu lösen.

Ziel dieser Gespräche ist es, dass die Familie gemeinsame Freizeitaktivitäten für die nächste Woche plant und miteinander wichtige Themen bespricht. So können zum Beispiel neue Probleme, die aufgetreten sind, zeitnah aufgegriffen werden, Regeleinhaltung und Erwartungen sowie Konsequenzen von gutem und schlechtem Verhalten in der Familie können eruiert werden.

Mit den Kindern können ihre speziellen Wünsche besprochen werden und was sie dafür tun müssen.

Auch hier gilt: Keine Diskussionen über Hausregeln, es sei denn, sie werden von den Eltern bewusst zur Diskussion gestellt, um neue Absprachen zu treffen.

Doppelrolle der Eltern

Anhand des Arbeitsblattes erläutert der Trainer die Doppelrolle der Eltern,

- einerseits unterstützend und sorgend
- andererseits fordernd und strukturierend.

Der Trainer erarbeitet mit den Eltern, dass sie sich um eine Ausgeglichenheit in beiden Rollen bemühen sollten.

Zusammenfassung

Den Eltern wird die Zusammenfassung dieser Sitzung ausgeteilt.

◆ Familientraining

Die Kinder (auch die Geschwister) werden hinzugeholt.

Gemeinsame Absprachen
Das Thema «Positives Familienklima durch gemeinsame Aktivitäten und Gesprächszeiten» wird der gesamten Familie erläutert.

Anhand des Arbeitsblattes «Familienaktivitäten» überlegt die Familie, welche Aktivitäten sie bereits gemeinsam unternehmen, die allen Spaß machen. Außerdem setzen sie sich über ihre Sprachkultur auseinander.

Folgende Punkte werden mit der Familie erarbeitet:

Familienzeit (morgens, mittags und/oder am Abend)
Manche Familien haben zu einem bestimmten Zeitpunkt in der Woche (an einem Morgen, Mittag und/oder einem Abend) Familienzeit oder einen ganzen Familientag. Zu dieser Zeit wird das Fernsehgerät ausgeschaltet, alle bleiben zu Hause und unternehmen etwas gemeinsam.

Beispiele: Karten oder andere Gesellschaftsspiele spielen, eine Aktivität außer Haus wie zusammen Rad fahren oder in die Stadt gehen.

Familienaktivität
Manche Familien haben keinen speziellen Zeitpunkt, aber sie versuchen, während der Woche und am Wochenende ab und zu eine Familienaktivität einzuplanen. Es wird besprochen, wie dies ermöglicht werden könnte.

Beispiele: Drei- bis viermal 30 Minuten in der Woche gemeinsame Mahlzeiten mit allen Familienmitgliedern und Austausch über Erlebnisse, Klärung von Fragen; Gesellschaftsspiele, ohne vom Fernseher abgelenkt zu werden; ab und zu einen Tag lang eine Familienaktivität unternehmen (spazieren, Zoo, Vergnügungspark, schwimmen).

Wer macht mit?
Macht die ganze Familie mit oder dürfen die Familienmitglieder auch verschiedene Aktivitäten machen, wenn der Altersunterschied sehr groß ist? Dafür gibt es keine Standardantwort, und es muss für jede Familie individuell geklärt werden. Die fünf Schritte zur Problemlösung werden zu Hilfe genommen. So kann mit der ganzen Familie ein Entschluss gefasst werden.

Aktivitäten mit Gleichaltrigen
In Familien mit älteren Kindern ist es normal, dass die Kinder lieber ihre Zeit mit Gleichaltrigen verbringen möchten als mit der Familie.

Dies ist für die Entwicklung wichtig, aber es sollte immer Gelegenheiten geben, etwas mit der ganzen Familie zu unternehmen und trotzdem mit Gleichaltrigen zusammen zu sein. Eltern können zum Beispiel einige Stunden pro Woche als Familienzeit definieren.

Geld

Der Trainer fragt nach Aktivitäten, die Geld kosten (von wenig bis viel) und die kein Geld kosten.

Natürlich muss jede Familie für sich bestimmen, wie viel Geld sie monatlich für Familienaktivitäten (außer Haus) ausgeben möchte oder kann. Die Eltern sollten dies für die Kinder transparent machen.

Übungsauftrag

Bis zur nächsten Sitzung soll sich die Familie einmal zu einer Familienzusammenkunft treffen (der Termin wird gemeinsam mit dem Trainer festgelegt). Während dieses Treffens soll die Familie ihr Familienklima reflektieren und gemeinsam überlegen, wann sie Raum für Gespräche schaffen und Aktivitäten einplanen kann.

Ein Familienmitglied wird zum Protokollführer bestimmt, der die Absprachen der Familienzusammenkunft festhalten und bei der nächsten Sitzung vorstellen soll.

Abschluss

Der Familie wird für ihre Mitarbeit gedankt.

17. Sitzung

■ Arbeitsmaterial

Kindertraining

17 K gesamt1	Meine Gesamtzusammenfassung 1
17 K gesamt2	Meine Gesamtzusammenfassung 2
17 Kü1	Mein Übungsauftrag (Wut)
17 Kü2	Mein Übungsauftrag (Verhaltensanalyse)
17 Kü3	Mein Übungsauftrag (Stopp)
17 Kü4	Mein Übungsauftrag (Wut und Stopp)

Elterntraining

17 E GESAMT1	Eltern-Gesamtzusammenfassung 1
17 E GESAMT2	Eltern-Gesamtzusammenfassung 2
17 E GESAMT3	Eltern-Gesamtzusammenfassung 3

Familientraining

17 FÜ	Familien-Übungsauftrag: Was war – was ist – was wird?

Ziel der 17. Sitzung
Gesamtwiederholung, Fragen klären, Gedächtnislücken auffrischen.

Programm

● **Kind**
- Besprechung des Übungsauftrags
- Gesamtzusammenfassung
- Übungsauftrag (Wdh.)

▲ **Eltern**
- Rückblick
- Besprechung des Übungsauftrags
- Gesamtzusammenfassung

◆ **Familie**
- Wiederholung/Fragen
- Familien-Übungsauftrag
- Abschluss

● Kindertraining Gesamtzusammenfassung Thema 1–10

Besprechung des Übungsauftrags
Es wird erfragt, wie die Übungsaufträge geklappt haben und welche Probleme es gab.

- Die Aufzeichnungen des Kindes werden angeschaut und die entsprechenden Punkte in die Punktekarte eingetragen (siehe 2. Sitzung).

Gesamtzusammenfassung
Das Kind sortiert mithilfe des Trainers seinen gesamten Ordner nach Übungsaufträgen, Arbeitsmaterial und Zusammenfassungen.

Anschließend erhält das Kind die Gesamtzusammenfassung. Das Kind soll Absatz für Absatz laut vorlesen. Die Punkte, an die es sich nicht mehr ausreichend erinnert, werden in der ausführlichen Zusammenfassung der entsprechenden Sitzung nachgelesen und besprochen.

Übungsauftrag (Wdh.)
Das Kind erhält die für seine Problematik angemessenen Übungsaufträge aus der Auswahl.

▲ Elterntraining Gesamtzusammenfassung Thema 1–10

Rückblick
Die Eltern werden gefragt, ob sie noch Fragen haben.

Besprechung des Übungsauftrags
Der Trainer erkundigt sich, ob die Familie sich zum vereinbarten Termin getroffen hat.

Die Eltern werden gefragt, was sie von den bisherigen Übungsaufträgen noch weiter umsetzen, was gut läuft und wie vorhandene Probleme eventuell gelöst werden können.

Gesamtzusammenfassung
Wie zuvor beim Kind unterstützt nun der Trainer die Eltern dabei, ihren Ordner nach Übungsaufträgen, Arbeitsblättern und Zusammenfassungen zu sortieren.

Anschließend gehen die Eltern zusammen mit dem Trainer alle Zusammenfassungen durch und reflektieren, was sie noch wissen, was sie auch anwenden, wo Schwierigkeiten bestehen etc.

Der Trainer händigt den Eltern die Gesamtzusammenfassung aus.

◆ Familientraining

Die Kinder (auch die Geschwister) werden hinzugeholt.

Wiederholung/Fragen
Der Trainer erkundigt sich, wie das Familientreffen verlaufen ist und lässt sich das Protokoll zeigen. Anhand der Bearbeitung des Übungsauftrags wird für den Trainer ersichtlich, wo Verständnis- oder Umsetzungsprobleme der Familie bestehen.

Gemeinsamer Übungsauftrag

Der Trainer fragt die Familie nach ihren Eindrücken, was sich seit Beginn des Trainings verändert hat und regt eine Diskussion darüber an, wer welche Veränderungen als positiv erlebt hat. Die Familie soll sich darüber austauschen, was beibehalten werden sollte bzw. noch weiter bearbeitet werden müsste.

Anschließend übergibt der Trainer den Familienauftrag «Was war – was ist – was wird». Die Familie soll sich gemeinsam überlegen, wie ihre Situation vor dem Hometreatment war, wie sie heute ist und wie sie sich zukünftig entwickeln soll.

Abschluss

Der Familie wird für ihre Mitarbeit gedankt.

18. Sitzung

■ Arbeitsmaterial

Familientraining
18 Kü1 Mein Übungsauftrag (Stopp)
18 Kü2 Mein Übungsauftrag (Wut und Stopp)
18 Kü3 Mein Übungsauftrag (Verhaltensanalyse)

18 EÜ Heute haben wir Folgendes angewendet

Ziel der 18. Sitzung
Rückblick, Ausblick, Klärung offener Fragen, Abschluss.

Programm

▲ **Eltern**
- Rückblick
- Reflektion und Ausblick

◆ **Familie**
- Besprechung des Übungsauftrags (Kind)
- Besprechung des gemeinsamen Familien-Übungsauftrags
- Abschluss

▲ Elterntraining – Wiederholung

Rückblick
Die Eltern werden gefragt, ob sie noch Fragen aus der letzten Sitzung bezüglich der Gesamtwiederholung haben.

Reflektion und Ausblick
Mit den im Training durchgesprochenen Themen haben die Eltern Möglichkeiten an die Hand bekommen, Erziehung zu gestalten und mit schwierigen Situationen umzugehen. Der Trainer benennt Themeneinheiten, einzelne Übungen oder Absprachen, die er als sinnvoll und hilfreich für die Familie erlebt hat. Einzelne Themeneinheiten können nochmals kurz angesprochen werden, wenn die Eltern Fragen haben.

Anschließend soll der Blick auf die Zukunft gerichtet werden. Erziehen ist ein Prozess, in dem immer wieder Dinge geändert und angepasst werden müssen, um den Bedürfnissen des heranwachsenden Kindes entgegen zu kommen.

Der Trainer erfragt, wie die Eltern ihre Rolle sehen, wenn ihr Kind älter wird. Die Eltern sollen sich diesbezüglich besprechen. Der Trainer lenkt die Diskussion in Richtung altersgerechtes Anpassen der Regeln und Konsequenzen. Hier können sich die Eltern rückbesinnen auf ihre eigene Kindheit/Jugend und das

Erziehungsverhalten, das sie bei ihren eigenen Eltern erlebt haben und dies in Zusammenhang mit den Erfahrungen des Trainings bringen.

◆ Familientraining

Die Kinder (auch die Geschwister) werden hinzugeholt.

Besprechung des Übungsauftrags des Kindes
Es wird erfragt, wie die Übungsaufträge geklappt haben und welche Probleme es gab.

Die Aufzeichnungen des Kindes werden angeschaut und die entsprechenden Punkte in die Punktekarte eingetragen (siehe 2. Sitzung).

Dem Kind werden wieder für seine Problematik angemessene Übungsaufträge aus der Auswahl ausgehändigt, mit denen es weiter üben kann, auch wenn das Training an sich abgeschlossen ist.

Die Eltern werden angeleitet, das Belohnungssystem fortzuführen. Wenn sie bemerken, dass ihr Kind explizit weiter an seinen Fertigkeiten übt oder weiter Protokolle über von ihm erlebte Situationen führt, können sie entsprechend Punkte in die Punktekarte eintragen. Für die erste Zeit nach dem Training erscheint es besonders hilfreich, wenn die Eltern feste Zeiten mit dem Kind vereinbaren, zu denen sie sich zusammensetzen, Übungsaufträge besprechen und Rückmeldung zum Verhalten des Kindes geben.

Besprechung des gemeinsamen Familien-Übungsauftrags
Der Trainer fragt die Familie, wie sie mit der Übung zurechtgekommen sind.

Mit der Familie wird Rückschau gehalten, wie die Situation vor dem Training war, was sich während des Trainings verändert hat und woran sie in Zukunft noch weiter arbeiten möchte. In diesem Zusammenhang kann der Trainer die zu Beginn des Trainings aufgestellten Ziele der Familie bzw. des Kindes benennen und besprechen, welche Ziele bereits erreicht werden konnten und an welchen die Familie weiter arbeiten möchte. Danach fragt der Trainer die Familie, wo sie sich in einem Jahr sieht.

Abschluss
Der Trainer benennt Stärken und Ressourcen der Familie und hebt die Erfolge nochmals hervor.

Anschließend wird die Familie um Rückmeldung ihrerseits gebeten.

Der Trainer weist zum Schluss auf die noch folgenden drei Auffrischungssitzungen hin, die in einem Abstand von drei Monaten stattfinden sollten.

Bis zur ersten Auffrischungssitzung sollte die Familie versuchen, die erzielten Erfolge beizubehalten bzw. weitere Problemfelder mit den erlernten Methoden eigenständig zu bearbeiten. Den Eltern werden mehrere Übungsaufträge ausgehändigt, anhand derer sie weiter üben und die Erfahrungen mit den neuen Fertigkeiten dokumentieren können.

Der Familie wird für ihre aktive Mitarbeit am Training gedankt.

Auffrischungssitzungen

■ Arbeitsmaterial

Familientraining

	Merkzettel
EÜ	Heute haben wir Folgendes angewendet

Ziel der Auffrischungssitzungen
Auffrischung der Inhalte von FITT, Anwendung der Fertigkeiten auf die aktuelle Familiensituation.

Vorbereitung
Der Trainer sollte eine aussagekräftige Videosequenz aus dem bisherigen Training mit der Familie auswählen, die er bei Bedarf zeigen kann. Zudem sollte er der Problematik der Familie entsprechendes Arbeitsmaterial sowie Übungsaufträge mitnehmen.

Programm

◆ **Familie**
- Rückblick
- Übungseinheit
- Zusammenfassung

◆ Familientraining

Rückblick
Von Beginn an ist die ganze Familie zusammen.

Der Trainer erkundigt sich, was sich seit der letzten Sitzung ereignet hat, wie die Familie zurechtgekommen ist, welche Maßnahmen sie anwenden und ob Probleme entstanden sind. Gemeinsam soll die Familie zusammentragen, welche Ziele sie zu Beginn des Trainings formuliert hatten, welche Veränderungen sie daraufhin eingeführt und welche Erfahrungen sie damit gemacht hat. Unterstützend kann dabei der Übungsauftrag «Was war–Was ist–Was wird?» zu Hilfe genommen werden, auf dem diese Aspekte bereits bearbeitet worden waren. So kann Punkt für Punkt durchgesehen werden, wie die Familie nach der Intensivphase von FITT Veränderung erlebt hat und was seither geschehen ist. Außerdem kann der Trainer unter Zuhilfenahme der Übersichtstabelle des Hometreatments eigene Eindrücke aus dem Training mitteilen und rückmelden, welche Themen der Familie aus seiner Sicht besonders geholfen haben bzw. welche Schwierigkeiten auf welche Weise gemeistert werden konnten.

- Der Trainer fragt nach, ob die Eltern die Dokumentationsbögen genutzt haben und erläutert gegebenenfalls nochmals deren Nutzen sowie die Notwendigkeit, die erarbeiteten Veränderungen durch regelmäßiges Üben beizubehalten.

Übungseinheit

Der Trainer fragt die Familienmitglieder, wie sie die Übungseinheit nutzen möchten (eine kurze Wiederholung aller Themen, eine ausführlichere Besprechung eines bestimmten Themas, aktuelle Probleme etc.). Je nach Wunsch oder Problemlage in der Familie

- leitet der Trainer ein Gespräch an, bei dem jedes Familienmitglied äußern soll, wie es sich die nachfolgende Zeit (bis zur nächsten Auffrischungssitzung) vorstellt und welche Veränderungen erzielt werden sollten. Dabei versucht der Trainer die Familie auf Anwendungsmöglichkeiten von Trainingsinhalten zu lenken.
- wird ein Thema des Trainings gezielt wiederholt.
- kann die mitgebrachte Videosequenz als Anknüpfungspunkt angeschaut und zur Diskussion/Reflexion genutzt werden.

Zusammenfassung und Abschluss

Der Trainer händigt sowohl den Eltern als auch dem Kind die für ihre Problematik angemessenen Übungsaufträge zum Üben bis zur nächsten Auffrischungssitzung aus.

4. Typische Probleme – FAQs

4.1 Rahmenbedingungen

Bei der Durchführung von FITT, das im häuslichen Umfeld der Familie stattfindet, wird der Trainer mit besonderen Arbeitsbedingungen konfrontiert. Dies bedeutet, dass er bei der teilnehmenden Familie zu Gast ist, häufig in die Privatsphäre der Familienmitglieder eindringt und Themen anspricht, die bisher tabuisiert wurden. Die Rahmenbedingungen des Hometreatments bringen Vorteile mit sich wie erweiterter, aktueller Einblick in den Alltag der Familie, reales Erleben der Probleme sowie die Möglichkeit zeitnah konkret Unterstützung zu leisten.

Höhere Hemmschwelle

Beispiel: Eine Familie versucht zu vermeiden, dass der Trainer in den ersten Sitzungen einen zu großen Einblick in den Alltag und die Problematik der Familie erhält. Die Familie ist bemüht, sich besonders positiv darzustellen, indem Probleme und Konflikte verharmlost oder nicht angesprochen werden. In dieser Situation könnte beim Trainer das Gefühl entstehen, das Training sei nicht notwendig.

Mögliche Vorgehensweise: Bei sehr misstrauischen Familien ist es wichtig, eine tragfähige Vertrauensbasis zu schaffen, indem der Trainer beispielsweise auf seine Schweigepflicht hinweist und einen wertschätzenden Umgang mit den einzelnen Familienmitgliedern pflegt. Immer wieder auf die Ressourcen der Familie hinzuweisen und diese konkret zu benennen, schafft ein positives Arbeitsklima. Zudem sollten die Familienmitglieder ermutigt werden, offen über vorhandene Probleme zu sprechen, um gemeinsam Lösungsmöglichkeiten zu finden. Es ist wichtig, die Familie davon zu überzeugen, dass Veränderungen grundsätzlich möglich und erreichbar sind. Der Trainer signalisiert in diesem Zusammenhang, wie er hierbei der Familie Unterstützung bieten kann.

Die Rolle des Familientrainers

Zu Beginn des Trainings sowie im weiteren Verlauf ist es für den Trainer wichtig, eine professionelle Haltung einzunehmen, das heißt, unter anderem die Balance zwischen Nähe und Distanz zu finden. Gerade durch das Training im privaten Umfeld der Familie kann die Rolle des Trainers für die Familie unklar werden. Es kann vorkommen, dass er von der Familie als «netter Besucher» wahrgenommen wird (plaudern, Einladungen zum Essen, Geschenke, «Haben Sie am Sonntag Zeit mit Ihrer Familie zum Fußballspiel zu kommen?» etc.) und nicht mehr als professioneller Trainer. Andere Familien sehen ihn als «den Fachmann», der alle Probleme lösen oder an den die Verantwortung für die Kinder und deren Erziehung abgegeben werden kann («Was soll ich denn tun?» «Könnten Sie meinem Kind nicht sagen, dass...» «Machen Sie mein Kind normal/gesund!»).

Mögliche Vorgehensweise: Der Trainer nimmt eine professionelle Haltung ein, indem er mit den Eltern deren Erwartungshaltung gegenüber dem Training offen thematisiert (Trainer als «Feuerwehr»), darauf achtet, sich nicht vereinnahmen zu lassen, keine Aufträge der Familie übernimmt («Mädchen für alles») und beratend zur Seite steht. Er sollte die Eltern ermutigen, Verantwortung zu übernehmen (nichts abnehmen oder belehren) und Erziehung selbst zu gestalten, indem er sie durch das Training begleitet und in ihrer Erziehungskompetenz stärkt.

4.2 Beengte/ungeordnete Wohnverhältnisse

Der Trainer kann sehr unterschiedliche Wohnverhältnisse vorfinden (größere Familien mit kleiner Wohnung oder chaotische Verhältnisse bis hin zu Verwahrlosungstendenzen).

Mögliche Vorgehensweise: Der Trainer sollte gemeinsam mit den Eltern versuchen, eine Lösung zu finden, wie ein angemessener Raum für das Training geschaffen werden kann. Er unterstützt die Eltern, wenn sie selbst keine geeignete Lösung finden (z. B. das Kindertraining wird im Kinderzimmer durchgeführt und die Geschwister gehen in dieser Zeit in einen anderen Raum oder nach draußen zum Spielen).

Sind die Verhältnisse in der Familie chaotisch oder liegen gar Verwahrlosungstendenzen vor, wird mit den Eltern gezielt an den Punkten «Struktur» und «Ordnung» gearbeitet. Der Trainer vermittelt den Eltern, dass dies eine wichtige Voraussetzung in Hinblick auf eine Verhaltensänderung des Kindes darstellt, das Erlernen der Einhaltung von Regeln unterstützt und für die weitere Entwicklung des Kindes notwendig ist (Thema 2 der 1. Sitzung, Besprechung der Tagesstruktur in der 3. Sitzung). Äußere Ordnung und Struktur bringen Ruhe in den Alltag und helfen dem Kind, sich selbst zu ordnen und zu strukturieren.

4.3 Zeitfaktor

Der Zeitaufwand für das Training in den ersten sechs Wochen ist hoch (zwei Termine in der Woche + Zeit für Umsetzung im Alltag/Übungsaufträge).

Im Familienalltag bleibt oft nur sehr wenig Zeit übrig (z. B. bei alleinerziehenden Eltern, beide Elternteile gehen arbeiten, Arbeit im Schichtdienst, die Kinder sind in einer Ganztagesschule, besuchen einen Hort). Die Terminplanung kann unter diesen Bedingungen schwierig werden. Sind zum Beispiel Termine nur spät am Tag möglich, wird es für die jüngeren Kinder sehr schwierig, sich auf das Training zu konzentrieren, der Familienalltag (Abendessen, Schlafenszeiten usw.) wird gestört. Weitere Faktoren können zusätzliche Aufgaben für die Familie sein (Pflege von Angehörigen, viele Freizeitaktivitäten usw.).

Mögliche Vorgehensweise: Möglichkeit einer flexiblen Termingestaltung durch den Trainer. In besonderen Fällen kann nur eine Sitzung pro Woche durchgeführt werden (in der Phase der ersten zwölf Sitzungen). Gemeinsame Tagesstrukturpläne können erstellt und Entlastungsmöglichkeiten gesucht werden. Das Elterntraining kann auch nur mit einem Elternteil durchführt werden.

4.4 Geschwister

Das Training kann bei Familien mit mehreren Kindern problematisch werden, wenn Geschwister das Training stören oder besonders viel Aufmerksamkeit oder Pflege benötigen (verhaltensauffällige Geschwister; kleinere Geschwister, die nicht ins Training eingebunden werden können, jedoch versorgt werden müssen; behinderte oder psychisch kranke Geschwister).

Mögliche Vorgehensweise: Der Trainer sollte mit den Eltern eine Lösung erarbeiten, bei der die Eltern keine zusätzliche Belastung empfinden, wie zum Beispiel: Ein Elternteil betreut das Geschwisterkind, so dass ein Elternteil am Training teilnehmen kann. Eine weitere Möglichkeit wäre der Versuch, das Geschwisterkind während des Trainings zu beschäftigen (z. B. etwas malen lassen oder Verwandte/Freunde um die Betreuung für den Zeitraum der Sitzungen zu bitten).

4.5 Fehlende Motivation

Ein Problem, das im Laufe des Trainings immer wieder vorkommt, ist, dass die Übungsaufträge von den Eltern und/oder dem Kind nicht bearbeitet werden oder dass Motivationsprobleme bei einzelnen oder mehreren Familienmitgliedern auftreten («Das weiß ich doch schon alles.» «Warum soll ich denn hier mit Ihnen arbeiten? Es geht um mein Kind, das macht die Probleme»). Des Weiteren kommt es hin und wieder zu störendem, ausuferndem Verhalten oder zur Verweigerung der Mitarbeit des Kindes in den Sitzungen.

Mögliche Vorgehensweise: Der Trainer kann die vorhandenen Erziehungskompetenzen der Eltern benennen und wertschätzen, es wird gemeinsam besprochen, welchen Einfluss der Erziehungsstil auf das Verhalten ihres Kindes hat.

Für das Kind ist es wichtig zu sehen, dass die Eltern zu Veränderungen in der Familie motiviert sind. Dies kann hilfreich für die Motivation und Bereitschaft des Kindes sein und die Beziehung zwischen Eltern und Kind verbessern bzw. entspannen. Positive Erfahrungen für Eltern und Kind wirken sich auf das Familienklima aus.

Kinder haben zu Beginn des Trainings oft keine Eigenmotivation zur Teilnahme. Sie sind fremdmotiviert durch den Druck in der Schule oder der Eltern und daher seltener bereit, aktiv etwas zu verändern. Die Kinder verfügen oft über geringe Einsicht in das eigene Fehlverhalten, weisen die Schuld und Verantwortung bei Eskalationen meist anderen zu.

Mögliche Vorgehensweise: Bei der Durchführung von FITT kann der Trainer den Schwerpunkt auf die Verhaltensanalysen von Konfliktsituationen, vor allem auf die Punkte der Situationsanalyse und die Besprechung der Konsequenzen legen.

Auch kann er individuell das Thema «Problemlösung» eingehender behandeln. Hierbei sollte er mit dem Kind vor allem herausarbeiten, wann und wie es aus Streitsituationen aussteigen bzw. diese unterbrechen kann.

Beispiel für Verweigerung der Mitarbeit des Kindes: Vor Beginn der Sitzung hat das Kind Streit mit der Mutter, verweigert daraufhin die Mitarbeit im Training.

Mögliche Vorgehensweise: Der Trainer sollte sich in dieser Situation zunächst einmal Zeit nehmen, das aktuelle Problem und die Interaktion mit Mutter und Kind zu besprechen (z. B. mit Hilfe der fünf Schritte zur Problemlösung). Ziel sollte hierbei sein, die Kommunikation zu verbessern oder zu ermöglichen, um dann unterstützend bei der Klärung des Konflikts bzw. der Suche nach einer Lösung einzuwirken.

4.6 Abschweifungen vom vorgesehenen Thema

Immer wieder kommt es vor, dass die Eltern einen hohen Redebedarf über aktuelle Probleme haben. Durch die Bearbeitung der Themen im Training erinnern sich die Eltern oftmals an die eigene Geschichte bzw. Biographie. Redebedarf der Eltern kann beispielsweise zu den Themen «eigene Gewalterfahrung in der Kindheit», «Erziehungsprobleme bei Geschwistern», «Suchtprobleme der Eltern», «Partnerschaftsprobleme» etc. bestehen.

Mögliche Vorgehensweise: Der Trainer sollte sich Zeit nehmen, um auf Themen der Eltern einzugehen, wenn diese Einfluss auf die Erziehung ihres Kindes haben. Durch gezieltes Fragen wie beispielsweise: «Wie haben Sie sich selbst damals gefühlt? Was hätten Sie sich von Ihren Eltern gewünscht? Welche Auswirkungen hatten diese Erfahrungen auf Ihr eigenes Selbstbild bzw. Selbstwertgefühl?», können die Eltern mehr Einfühlungsvermögen für ihr Kind entwickeln und ihr eigenes Erziehungsverhalten hinterfragen.

Wenn vergangene Probleme der Eltern im Verlauf von FITT immer wieder präsent werden, sollte der Trainer mit den Eltern besprechen, dass das Training nicht den angemessenen Rahmen bietet, in der die Eltern diese Probleme aufarbeiten können und auf die Möglichkeiten von Beratungsstellen hinweisen.

4.7 Was kann der Trainer tun, wenn Eltern oder Kinder beim Bearbeiten von Arbeitsblättern keine Beispiele oder Situationen nennen können?

Mögliche Vorgehensweise: Wenn das Kind bei der Bearbeitung des Themas «Wut» keine Situationen beschreiben kann, besteht die Möglichkeit, zur Unterstützung einen Elternteil ins Kindertraining mit einzubeziehen. Die Eltern können Beispiele benennen oder Situationen beschreiben, in denen ihr Kind wütend war. So kann mit dem Kind dann an diesen Beispielen konkret gearbeitet werden.

Wenn sich allerdings im Verlauf des FITT herausstellt, dass hinter der Wut auslösend ein anderes Gefühl wie beispielsweise Trauer steht, sollten mit dem Kind anhand des Zusatzmaterials andere Gefühle bearbeitet werden, wie zum Beispiel Trauer, Angst, Schuld oder Scham. Es ermöglicht dem Kind, einen Zugang zu seiner Wut zu finden.

4.8 Wie kann der Trainer damit umgehen, wenn die vorgesehene Zeit des Trainings nicht ausreicht, um die Inhalte abschließend zu bearbeiten?

Mögliche Gründe hierfür: Verweigerung der Mitarbeit, aktuelle Probleme überwiegen, Verständnisprobleme, Verspätungen (z. B. die Familie ist mit dem Essen noch nicht fertig) oder Störungen von außen bzw. frühere Beendigung des Trainings wegen anderer Termine der Familie oder einzelner Familienmitglieder etc.

Mögliche Vorgehensweise: Nicht bearbeitete Themen können in die nächste Sitzung mit eingebaut werden, gegebenenfalls muss der Trainer eine Entscheidung treffen und ausgewählte Themen nicht bearbeiten.

Wenn der Anfang des Trainings sich häufiger verzögert, sollte der Trainer dies mit der Familie thematisieren, um mögliche Ursachen aufzudecken und zu benennen (Motivationsprobleme, mangelndes Zeitmanagement usw.).

4.9 Wie können Abbrüche verhindert werden?

Die im vorangegangenen Kapitel beschriebenen Probleme können im Extremfall auch zum Abbruch des Trainings führen. Weitere Faktoren sind:

Eingeschränkte Compliance der Eltern

Das Training kann als belastend oder gar bedrohlich wahrgenommen werden, wenn die Eltern keine Energie mehr besitzen, in der Erziehung konsequent zu sein; selbst nur eine geringe Frustrationstoleranz haben; ihnen das Durchhaltevermögen, die Tagesstruktur fehlt; sie über eingeschränktes Stressmanagement verfügen oder selbst massive Probleme haben.

Mögliche Vorgehensweise: Der Trainer sollte in jedem Fall Verständnis für die Situation der Eltern zeigen (Empathie) sowie die Eltern durch Lob und Anerkennung für das Meistern ihres schwierigen Alltags stärken (Wertschätzen, «Ihr Alltag ist schwer, Erziehung ist nicht einfach»). Er kann die Eltern motivieren, das Training durchzuhalten, indem er die Vorteile benennt, die es durch die Veränderung des Verhaltens des Kindes für die ganze Familie geben kann.

Verhaltensänderungen brauchen Zeit, es kann am Beginn des Trainings zur «Verstärkung der Problematik» kommen, daher sollte der Trainer an die Geduld der Eltern appellieren und ihnen Mut machen («Sie sind nicht alleine.» «Veränderungen sind immer möglich, aber sie brauchen Zeit!»). Bei dieser Thematik sollte der Trainer mit den Eltern ausführlicher auf die Themen «Umgang mit Stress» (siehe entsprechende Sitzung), «Tagesstruktur» (3. Sitzung) und «positives Familienklima» (16. Sitzung) eingehen.

Ablehnung bzw. feindselige Haltung gegenüber dem Trainer

Wenn die Zusammenarbeit nicht möglich ist und ein Abbruch unvermeidlich scheint, sollte überlegt werden, das Training mit einem anderen Trainer weiterzuführen.

Schwerwiegende Verhaltensauffälligkeiten bei psychischer Störung des Kindes

Wenn das Störungsbild des Kindes so schwerwiegend ist, dass die Schwierigkeiten ambulant nicht mehr aufgefangen werden können, sollte über die Inanspruchnahme weiterer professioneller Hilfen (Kinder- und Jugendpsychiater, stationäre Behandlung, Jugendamt) nachgedacht werden.

Unabhängige Faktoren durch familiäre Veränderungen

Beispielsweise der Wegzug der Familie aus dem Einzugsgebiet, Trennung der Eltern, neuer Arbeitsplatz/hohe zeitliche Belastung, Krankheit oder Todesfall eines Familienmitgliedes können zum Abbruch von FITT führen.

Die Eltern sollten motiviert werden, sich im neuen Umfeld oder bei Stabilisierung der Situation geeignete Unterstützungsmöglichkeiten zu suchen.

5. Fallbeispiel: Max

FITT wurde im Rahmen des Zappelphilipp-Projektes durchgeführt. Nach einer ausführlichen Diagnostikphase begann das eigentliche Training im häuslichen Umfeld. Mit Max und seiner Familie wurden insgesamt 18 Sitzungen zu je 90 Minuten durchgeführt. Zu Beginn fanden die Sitzungen zweimal wöchentlich statt, danach einmal wöchentlich und am Ende des Trainings 14-tägig. Nach der Intensivphase wurden Max und seine Familie zu den Auffrischungssitzungen alle drei Monate (drei, sechs und neun Monaten) besucht und einzelne Inhalte aufgefrischt.

5.1 Vorstellungsanlass und Anamnese

Der 11-jährige Max kam mit seiner Mutter zum ersten Termin. Die Mutter berichtete, dass Max in der Schule (5. Klasse) massive Probleme habe: Er würde durch störendes, provozierendes und aggressives Verhalten gegenüber Mitschülern und Lehrern auffallen. Er halte sich nicht an Regeln, beschimpfe andere Mitschüler, sei ständig in Prügeleien mit anderen verwickelt und rauche heimlich auf dem Schulhof. Die Mutter vermutet zudem, dass Max sie und andere bestehlen würde. Die Schule hielt Max aufgrund seines inadäquaten Sozialverhaltens für den Schulalltag als nicht mehr tragbar, sie informierte den Sozialdienst des Jugendamtes, um einen Schulwechsel in eine Schule für Erziehungshilfe anzuregen.

Die Mutter berichtet, dass Max schon im Kindergarten durch aggressives Verhalten aufgefallen sei, sie habe damals aber noch nicht darauf reagiert. Mit ihrem Mann habe sie vereinbart, dass sie hauptsächlich für die Erziehung des Kindes zuständig sei und nur stundenweise arbeiten könne.

5.2 Gemeinsame Zielformulierung

Nach Abschluss der Diagnostikphase wurden mit Max und seiner Mutter folgende Ziele vereinbart, an welchen sie gemeinsam arbeiten wollten:

- «Ich möchte besser mit meiner Mama klar kommen.» (Max)
- «Die Kommunikation innerhalb der Familie soll sich verbessern, nicht anschreien und anmotzen, freundlicher Umgangston.» (Max und Mama)
- «Ich möchte auf der Schule bleiben.» (Max)

5.3 Motivation und Mitarbeit der Eltern

Die Eltern haben sich freiwillig an das Zappelphilipp-Projekt gewendet. Die Sitzungen wurden so terminiert, dass dem Vater die Teilnahme am Familientraining trotz Berufstätigkeit möglich war. Der Vater nahm zögerlich und abwartend, aber zugewandt an den Sitzungen teil und beteiligte sich zunehmend aktiv mit konstruktiven Vorschlägen an den Gesprächen. Im Erziehungsalltag mit dem Kind übernahm die Mutter die dominierende Rolle. Sie zeigte sich durch das gesamte Training hindurch sehr motiviert:

- Zuverlässig erledigte sie ihre Übungsaufträge.
- Sie zeigte sich strukturiert bei der Anwendung des Materials.
- Sie machte konstruktive Vorschläge, wie sie die Familiensituation ändern könne.
- Sie fragte gezielt und situationsbezogen nach.
- Sie hinterfragte die Inhalte und Lösungen.

Beide Eltern waren der Familientrainerin gegenüber aufgeschlossen, äußerten sich offen zum Thema «Ehe» und «Konflikte». Der Familientrainerin war es möglich, auf einzelne Probleme der Eltern einzugehen, sofern diese in das Training integrierbar waren.

5.4 Motivation und Mitarbeit des Kindes

Max war vor der ersten Sitzung aufgeregt, misstrauisch und unsicher, was mit dem Training auf ihn zukommen würde. Es war ihm auch nicht bewusst, wie ernst seine schulische Situation war. Somit versuchte die Familientrainerin es deutlich zu formulieren, dass es für ihn nicht mehr «5 vor 12» sondern eher schon «10 nach 12» sei. Der Wunsch von Max, auf der Schule zu bleiben, konnte sich positiv auf die Mitarbeit im Familientraining auswirken.

Max zeichnete in der 5. Sitzung drei Skalen auf, die kürzeste stand für seine eigene Motivation, eine längere für die seiner Eltern und die längste für die Motivation «aller anderen» (Schule). Die Familientrainerin malte in der gleichen Sitzung eine Zielscheibe auf und wollte wissen, inwieweit die Inhalte des Trainings das Kind erreichen, Max zeichnete ein Kreuz nahe dem Mittelpunkt ein.

Max arbeitete gut mit. Er konnte seine Stimmungen und Gefühle differenziert verbalisieren und kreativ in einer bildhaften Sprache beschreiben oder in Schaubildern visualisieren. Die selbstgestalteten Arbeitsblätter wurden «Giftzettel» genannt und waren im Verlauf des Trainings insofern bedeutend, da das Kind immer wusste, was auf diesen Zetteln stand und die Familientrainerin jederzeit auf diese grundlegenden Inhalte verweisen konnte – was dem Kind nicht immer gefiel – deshalb «Giftzettel»!

Beispiel: Der erste Giftzettel symbolisierte, wie sich Konflikte ausgehend von einer Beleidigung zu Prügeleien hochschaukeln können. Ziel war es für Max, zu erkennen, dass jeder Konfliktpartner die Wahl hat, wie er auf den anderen reagieren möchte und welche Folgen das eigene Verhalten haben kann (z. B. kurzfristig: Prügelei, Schmerz; langfristig: Schulverweis). Dieser Zettel machte Max bewusst, dass er eine Wahl bezüglich seines Verhaltens hat, das heißt, dass alternatives Verhalten möglich ist und jeder eine Eigenverantwortlichkeit für die Wahl seines Verhaltens trägt. Wenn in den folgenden Sitzungen die Familientrainerin den Satz «Du hast die Wahl» äußerte, wusste das Kind sofort, was gemeint war.

Während Max zu Beginn des Trainings ausschließlich aggressive und destruktive Gedanken und Gefühle äußerte (das Zuhören war für seine Mutter oft schwer auszuhalten), wuchs im Verlauf des Trainings langsam seine Bereitschaft, sich auch auf konstruktive Gedankengänge einzulassen. Dies war im Training ein mühsamer und langwieriger Prozess.

Beispiel: Max schilderte, was er bei Langeweile im Unterricht tut. Eine Alternative für Stören war für ihn, den Unterricht «nur kurz» zu verlassen. Die Familientrainerin und das Kind rechneten im Gespräch aus, wie hoch der Unterrichtsausfall in einem Schuljahr durch das «kurze Verlassen» gewesen sei. Die Familientrainerin beendete das Gespräch mit dem Hinweis, dass ein guter Schulabschluss mit diesem Unterrichtsausfall nicht möglich sei. Max dachte nach und überlegte sich selbstständig andere Alternativen, wie er mit Langeweile im Unterricht umgehen könne.

5.5 Verlauf des Trainings

Die ersten sechs Sitzungen

Elternthemen

Klärung der allgemeinen Regeln des Verhaltens, Hausregeln; Wahrnehmen von Verhalten; Aufträge geben; Loben und Belohnen.

Kinderthemen

Eigene Ziele; Erkennen von Gefühlen; Erkennen von Wut.

Eltern

Hausregeln waren bislang für die Familie kein Thema, da es bereits Regeln gab. Diese waren Max bekannt und die Mutter achtete sehr auf die Einhaltung. Schwierigkeiten gab es nur bei der Einhaltung von Regeln im Freizeitverhalten, Max hatte die Aufgabe, Bescheid zu sagen, wann, wo und mit wem er unterwegs sei. Max sperrte sich gegen diese Regel, sie war durchgehend Thema im Training und konnte nicht ausreichend für das Kind und die Eltern zur Zufriedenheit aller Familienmitglieder geklärt werden.

Den Eltern und Max fiel es schwer, Kompromisse einzugehen: Max beanspruchte für sich mehr Freiheiten, gleichzeitig konnte er aber nicht eigenverantwortlich mit den Freiheiten und Konsequenzen umgehen. Die Eltern versuchten zunehmend, die Freizeitaktivitäten von Max zu kontrollieren.

Dies führte dazu, dass Max anfing, heimlich seinem Freiheitsdrang nachzugehen, indem er sich nachts aus dem Haus schlich und sich mit «Kumpels» traf. Die Familientrainerin versuchte bei Max Verständnis zu wecken, dass er mehr Freiheiten haben könne, wenn er eigenverantwortlich damit umgehen würde, aufgrund des zunehmenden Vertrauens – ohne Erfolg.

In diesen Gesprächen wurde auch deutlich, dass Max den Standpunkt verinnerlicht hatte, dass ein Verhalten erst dann unrecht ist, wenn es entdeckt wird.

Das Besprechen dieses Standpunktes zog sich ebenfalls wie ein roter Faden durch das gesamte Training.

Ein formuliertes Ziel war die Verbesserung der Kommunikation. Die Themen «Wahrnehmen von Verhalten» und «Loben und Belohnen» waren für die Eltern wichtig. Sie bemerkten, dass sich das Familienklima verbessert, wenn man den Blick auch auf das Positive richtet. Außerdem erkannten beide sehr schnell, dass ein positives Selbstbild für ihr Kind von großer Bedeutung ist und dass sie als Eltern das Selbstwertgefühl ihres Kindes stärken können.

In den Elterngesprächen vermittelte die Trainerin, dass die erarbeiteten Themen auch auf die Paarbeziehung übertragen werden können und somit eine Vorbildfunktion für Max bekommen.

Kind

Max konnte seine eigenen Gefühle gut erkennen und beschreiben, da er aber zu Beginn überwiegend aggressive Gedanken äußerte, wurde hauptsächlich das Gefühl der Wut angesprochen.

Sitzung 7 bis 12

Elternthemen

Angemessene negative Konsequenzen (ignorieren, Verstärkerentzug); Auszeit und Umgang mit unerwünschtem Verhalten außer Haus, fünf Schritte zur Problemlösung (STOPP – Warum streiten wir uns? Wie können wir das Problem lösen? Was sind die Folgen von jedem Lösungsvorschlag? Mit welcher Lösung sind alle zufrieden? Probieren Sie die Lösung aus, und überprüfen Sie, ob es geklappt hat).

Kinderthemen

Wie gehe ich mit Wut um? (Mutmachersätze, Provokationsabwehr durch Schildaktivierung, Signal: Stopp); fünf Schritte zur Problemlösung.

Eltern
Das Thema «Auszeit» war für die Familie sehr wichtig, um in eskalierenden Streitsituationen eine Pause einlegen zu können und zu reflektieren. In dieser Zeit können die Eltern in Ruhe nachdenken, ihre Gedanken ordnen und nach geeigneten Lösungsmöglichkeiten suchen.

Kind
Beim Thema Provokationsabwehr wurde deutlich, dass sich Max sehr oft angegriffen fühlte und sich leicht provozieren ließ. In der elften Sitzung entwarf Max von sich aus einen Giftzettel: Er zeichnete ein Schaubild, die x-Achse war die Zeitachse, die y-Achse stand für das unangemessene Verhalten in Wutsituationen. Parallel zur x-Achse trug er eine Linie ein. Diese markierte, wie viel unangemessenes Verhalten die Lehrer in der Schule ertragen können. Während der Grundschulzeit lag sein unangemessenes Verhalten unterhalb der «Schmerzgrenze» der Lehrer, zurzeit liegt es über der «Schmerzgrenze».

Ziel war, Max unangemessenes Verhalten zum Schulbeginn deutlich zu reduzieren, um die Interaktion in der Schule zu verbessern. Auf die Frage der Familientrainerin, was er benötige, um dieses Ziel zu erreichen, formulierte Max konstruktive Vorschläge. Dieser Giftzettel zeigte der Familientrainerin, dass Max durchaus in der Lage war, seine Situation zu reflektieren und dass es ihm auch Spaß machte, diese zu visualisieren. Das war einerseits für die Familientrainerin der Weg, um an die Gefühls- und Gedankenwelt des Kindes heranzukommen, um zu verstehen und andererseits mögliche alternative Verhaltensweisen erarbeiten zu können.

Sitzung 13 bis 18

Elternthemen
Umgang mit verbotenem, heimlichen Verhalten; Schaffen eines positiven Familienklimas.

Kinderthemen
Meine Wutwegmacher. Wie wende ich die Fertigkeiten an? Was heißt hier verboten? Schaffen eines positiven Familienklimas.

Die Sitzungen 12 bis 15 wurden aufgrund einer aktuellen Krisensituation nicht dem Manual folgend durchgeführt. Im Rahmen der Bearbeitung der Krise wurden aber alle Themen im Eltern- und Kindertraining besprochen, da sie zur Krise passten. Positiv hervorzuheben ist hier noch einmal die Offenheit und der Mut beider Eltern, sich unangenehmen Themen wie heimlichem Verhalten innerhalb der Familie zu stellen.

Die aktuelle Krise hatte wieder mit dem Dauerthema «Freizeitverhalten» zu tun, auch mit Max Auswahl seiner «Freunde».

Max hatte mit seinen Freunden Alkohol getrunken und wurde stark betrunken von der Polizei nach Hause gebracht. Diese Situation wurde ausführlich mit allen Familienmitgliedern besprochen, die unterschiedlichen Beweggründe seiner Freunde benannt, Max Rolle und die daraus folgenden Konsequenzen besprochen. Max konnte die Folgen seines Verhaltens schwer akzeptieren. Im Rahmen dieses Krisengesprächs wurden mit Max auch andere heimliche Verhaltensweisen und ihre Konsequenzen bearbeitet.

Im weiteren Verlauf des Trainings konnte Max sein störendes Verhalten in der Schule soweit verringern, dass ihm erlaubt wurde, auf der Schule zu bleiben. Die Familientrainerin lobte das Kind für das Erreichen eines wichtigen Zwischenschrittes und für sein angemessenes Verhalten.

5.6 Abschluss des Trainings

Das Freizeitverhalten von Max ist nach wie vor ein sehr kritisches Thema innerhalb der Familie. Max orientiert sich sehr an seinen Freunden. Der Freiheitsdrang von Max ist einerseits durch die Pubertät und dem damit verbundenen «Grenzenaustesten» verbunden, andererseits sollte er in der Lage sein, Eigenverantwortung für sein Handeln zu übernehmen. Da dies von Max nicht ausgeübt wird, fällt es den Eltern schwer, Max zu vertrauen, statt ihn zu kontrollieren.

Die richtige Balance zwischen der Kontrolle des Freizeitverhaltens und «Loslassen» zu finden, wird für die Familie auch weiterhin ein zentrales Thema bleiben.

5.7 Ressourcen

Eltern
Offenheit gegenüber dem Hilfsangebot «Zappelphilipp 2», Ehrlichkeit auch bei unangenehmen Themen wie heimlichem Verhalten, Wille zur Veränderung, eigenständige Beschäftigung mit den Arbeitsmaterialien, Umsetzung des Gelernten.

Kind
Gefühle wahrnehmen und verbalisieren können, Kreativität.

5.8 Welche Ziele konnten durch das Training erreicht werden?

Die Kommunikation innerhalb der Familie gelingt besser als vor dem Training, ist aber nach wie vor sehr konfliktbehaftet. Dennoch gelingt es den Eltern, mehr Geduld aufzubringen, mehr zuzuhören und aufeinander zuzugehen. Die Eltern haben gelernt, destruktive Diskussionen mit ihrem Kind zu beenden, die Mutter bemüht sich sehr, ihr Kind zu loben, um es positiv zu verstärken. Max kann weiterhin die Hauptschule besuchen. Nach Einschätzung der Mutter hat sich das Verhalten ihres Kindes zuhause verbessert.

6. Evaluationsergebnisse zu FITT

6.1 Stichprobe und Design

Die wissenschaftliche Begleitung und Auswertung von FITT wurde an der Klinik für Psychiatrie und Psychotherapie des Kindes- und Jugendalters am Zentralinstitut für seelische Gesundheit in Mannheim durchgeführt.

Bereits im Juli 2005 wurden die Jugendsachbearbeiter (JSB) der Polizei durch den Projektleiter ausführlich informiert. Die bis dahin erfolgte Projektplanung wurde vorgestellt sowie die Rolle der JSB im Projekt erläutert. Im Februar 2006 erfolgten dann die ersten Anmeldungen von Probanden. Die Zuweisung der teilnehmenden Familien erfolgte hauptsächlich über Jugendsachbearbeiter der Polizei Mannheim, im weiteren Verlauf der Studie auch über niedergelassene Kinder- und Jugendpsychiater, Schulen, Jugendamt und Jugendhilfeeinrichtungen. Den Eltern wurde ein unverbindliches Informationsgespräch angeboten, im Anschluss daran konnten sich die Familien für eine weitere Intervention entscheiden.

Als **Einschlusskriterien** wurden definiert:

- Alter der Probanden zwischen acht und 13 Jahren. Die Obergrenze wurde gewählt, da Kinder erst ab dem 14. Lebensjahr strafmündig im Sinne des Jugendstrafrechtes sind. Der Einfluss der Eltern nimmt in der Pubertät deutlich ab.
- Gute deutsche Sprachkenntnisse sowohl der Probanden als auch der Eltern, um ein ausreichendes Verständnis des Programms zu gewährleisten.
- Erstmalige «polizeiliche» Kontakte des Kindes bei delinquenten Verhalten.
- Dunkelfelddelinquenz (das bedeutet Verhaltensweisen, die noch nicht angezeigt wurden und dem Helfersystem, nicht aber der Polizei bekannt geworden sind).
- Aggressiv-dissoziales Verhalten, das aus Sicht der beteiligten Instanzen (Jugendamt, Schule oder Jugendhilfeeinrichtung) so ausgeprägt ist, dass es interventionsbedürftig ist.

Als **Ausschlusskriterien** wurden definiert:

- stationäre Behandlungsbedürftigkeit bzw. fehlende häusliche Ressourcen gemäß den Leitlinien für Kinder und Jugendpsychiatrie, insbesondere bei aus-

geprägt psychosozialer Belastung bzw. niedrigem Funktionsniveau, ausgeprägter hyperkinetischer Symptomatik oder ausgeprägter komorbider Symptomatik
- institutionelle Erziehung
- IQ des Probanden < 75.

Insgesamt wurden 54 Probandenfamilien vermittelt, 41 davon waren mit einer Teilnahme an der Studie einverstanden. 24 Familien haben das Hometreatment abgeschlossen. Sieben Familien brachen während oder nach der Diagnostik die Studie ab. Zehn Familien brachen in der Behandlungsphase ab. Sechs Familien konnten nicht kontaktiert werden bzw. lehnten unser Angebot ohne weitere Angabe der Gründe ab, fünf Familien entschieden sich nach einer Aufklärung über das Projekt gegen diese Maßnahme und zwei Familien erfüllten das Ausschlusskriterium der stationären Behandlungsbedürftigkeit.

Das Alter der teilnehmenden Kinder lag zwischen acht und 13 Jahren ($x = 10.79$, $SD = 1.64$). Das Geschlechtsverhältnis von 11:1 war deutlich auf der Seite der Jungen. In kinder- und jugendpsychiatrischer Behandlung befanden sich zum Zeitpunkt der Diagnostik 25 (= 61 %) der eingeschlossenen Kinder, 18 gehörten zur Gruppe der Absolventen. Von den 13 nicht in einer Behandlung befindlichen Kindern waren elf über die Polizei vermittelt worden.

6.2 Untersuchungsinstrumente

Die kinder- und jugendpsychiatrische Diagnostik erfolgte multimethodal, mehrdimensional und transsituational. Dazu wurden mehrere Informationsquellen (Eltern, Lehrer, Kind, weitere Bezugspersonen, Kinderarzt, eigene Einschätzung) genutzt und verschiedene diagnostische Verfahren angewendet. Dies traf zusätzlich auf die Diagnose eines ADHS mit oder ohne Störung des Sozialverhaltens (SSV) zu.

Viele Kinder verhalten sich manchmal unruhig, haben Konzentrationsschwierigkeiten oder zeigen aggressive Reaktionen. Diese Symptome sind zunächst unspezifisch, können unterschiedlichste Ursachen haben oder Ausdruck verschiedener Störungsbilder sein. Um dies genauer erfassen zu können, erfolgte eine ausführliche, leitlinienkonforme Diagnostik, die neben Anamneseerhebung die nachstehenden Instrumente umfasste.

Klinisches Interview

- kinder- und Jugendpsychiatrische Basisdokumentation
- KIDDIE-SADS: semistrukturiertes, diagnostisches Interview zur Erfassung der Psychopathologie des Kindes- und Jugendalters (Delmo et al., 2001). Befragt werden die Eltern der betroffenen Kinder/Jugendlichen und die Patienten selbst.

Fragebögen

- CBCL/4-18: Child Behavior Checklist (CBCL/4-18, Achenbach 1983/Arbeitsgruppe Deutsche Child Behavior Checklist 1998). Checklisten für Eltern und Lehrer: Elternfragebogen über das Verhalten von Kindern und Jugendlichen, einem Breitbandverfahren, das einen Überblick auf drei übergeordneten Skalen und acht Problem-Skalen gibt.
- TRF: Lehrerfragebogen über das Verhalten von Kindern und Jugendlichen: Skalen wie CBCL (AG Deutsche CBCL 1993)
- FBB-HKS: Fremdbeurteilungsbogen Hyperkinetische Störungen aus dem DISYPS-KJ (Diagnostik-System für psychische Störungen im Kindes und Jugendalter; Döpfner et al., 2000). Einschätzung durch Eltern und Lehrer hinsichtlich Schweregrad und Problemstärke auf den Skalen Aufmerksamkeitsstörung, Motorische Unruhe, Impulsivität.
- FBB-SSV: Fremdbeurteilungsbogen Störung des Sozialverhaltens aus dem DISYPS-KJ. Einschätzung durch Eltern und Lehrer hinsichtlich Schweregrad und Problemstärke auf den Skalen oppositionell-aggressives Verhalten und dissozial-aggressives Verhalten.
- SBB-HKS/SBB-SSV: Selbstbeurteilungsbögen zur Einschätzung durch die Kinder (siehe FBB-HKS und FBB-SSV).
- DIKJ: Depressionsinventar für Kinder und Jugendliche (Stiensmeier-Pelster et al., 2000)
- KAT-II: Kinder Angsttest (Thurner et al., 2000).

Leistung- und Konzentrationsdiagnostik:

- HAWIK-III:Hamburg-Wechsler-Intelligenztest für Kinder (Tewes et al., 2000)
- TAP 1.7: Testbatterie zur Aufmerksamkeitsprüfung.

6.3 Ergebnisse

Die Auswertung der FBB-HKS der Eltern ergab in der Fremdbeurteilung eine Reduktion der Symptomatik. 16 % zeigten eine deutliche Reduktion in der Gesamtskala HKS, 79 % zeigten eine Symptomreduktion im Bereich einer Standardabweichung und bei 25 % zeigte sich eine Normalisierung (Wert $\leq$ 1.9 Einheiten). Für die Gesamtskala und die Subskalen «Aufmerksamkeit» sind die Ergebnisse signifikant auf dem 5 % Niveau, für die Subskala «Hyperaktivität» waren lediglich Tendenzen bezüglich einer Reduktion der Symptomatik nachvollziehbar. In der Subskala «Impulsivität» unterschieden sich die Mittelwerte des Elternurteils nicht wesentlich. Im FBB-SSV zeigte sich eine vorwiegende Belastung aller Kinder in der Subskala des «oppositionell-aggressiven Verhaltens». Dabei machte es keinen Unterschied, ob die Beurteilung durch Eltern oder Kinder erfolgte. Im

Elternurteil beschrieben 25 % der Eltern eine Symptomreduktion um mehr als eine Standardabweichung in der Gesamtskala, bezüglich der Subskala des «oppositionell-aggressiven Verhaltens» zeigte sich eine Reduktion in 20 % der Fälle, bei 71 % wurden geringere Veränderungen beschrieben. 33 % der Kinder zeigen eine Normalisierung in der Skala des «oppositionell-aggressiven Verhaltens» (Wert ≤ 1.7 Einheiten). Insgesamt zeigte sich eine signifikante Symptomreduktion in den Skalen des «dissozial-aggressiven Verhaltens» und der Gesamtskala, das «oppositionell-aggressive Verhalten» zeigt eine nicht signifikante Symptomreduktion. Bezüglich des Lehrerurteils wurden nur insgesamt 41 % der Fragebögen zurückgeschickt, daher war ein valides Lehrerurteil nicht zu erheben.

6.4 Fazit mit Ausblick

Ziel dieser Pilotuntersuchung war sowohl die Evaluation als auch die Durchführbarkeit des Hometreatments als indizierte Präventionsmaßnahme bei delinquenten Kindern. Erste Ergebnisse, die sich bisher auf einen Vergleich vor und unmittelbar nach der Behandlung beziehen, zeigen, dass sich damit eine deutliche Symptomreduktion in einigen Problembereichen im Eltern- und Selbsturteil der Probanden erzielen lässt und die Zielgruppe der Kinder mit ADHS und Störung des Sozialverhaltens durch diese Interventionsform gut erreicht werden kann.

Im optimierten Programm «Zappelphilipp 2», das im Januar 2009 als randomisierte, kontrollierte Studie startete, erfolgt eine zufällige Zuweisung in die Hometreatment-Bedingung oder in eine Kontroll-Gruppe, der monatliche Beratungsgespräche angeboten werden. Zum gegenwärtigen Zeitpunkt haben bereits 20 Familien die Intensivphase abgeschlossen und fünf weitere befinden sich in der Diagnostikphase.

Literatur

Arbeitsgruppe Deutsche Child Behavior Checklist (1998): Elternfragebogen über das Verhalten von Kindern und Jugendlichen; Deutsche Bearbeitung der Child Behavior Checklist (CBCL/4-18). Köln: Arbeitsgruppe Kinder-, Jugend- und Familiendiagnostik (KJFD). Arbeitsgruppe Deutsche Child Behavior Checklist (1993). Lehrerfragebogen über das Verhalten von Kindern und Jugendlichen; Deutsche Bearbeitung der Teacher's Report Form der Child Behavior Checklist (TRF). Köln: Arbeitsgruppe Kinder-, Jugend- und Familiendiagnostik (KJFD).

Döpfner, M.; Lehmkuhl, G. (2000): Diagnostik-System für Psychische Störungen im Kindes- und Jugendalter nach ICD-10 und DSM-IV (DISYPS-KJ). Bern: Verlag Hans Huber (2. Aufl.).

Döpfner, M.; Petermann, F. (2004): Leitlinien zur Diagnostik und Psychotherapie von aggressiv- dissozialen Störungen im Kindes- und Jugendalter: Ein evidenzbasierter Diskussionsvorschlag. Kindheit und Entwicklung, 13 (2): 97–112.

Döpfner, M.; Lehmkuhl, G. (2006): Aufmerksamkeitsdefizit/Hyperaktivitätsstörungen-Neurophysiologie. In: Förstl, H.; Hautzinger, M.; Roth, G. (Hrsg.): Neurobiologie psychischer Störungen. Berlin: Springer Verlag: 671–690.

Göpel, C.; Schmidt, M. H.; Blanz, B.; Rettig, B. (1996): Behandlung hyperkinetischer Kinder im häuslichen Umfeld. Zeitschrift für Kinder- und Jugendpsychiatrie & Psychotherapie, 24 (3): 192–202.

Herpertz-Dahlmann, B. (2003): Komorbide Störungen der Aufmerksamkeitsdefizit/Hyperaktivitätsstörungen im Kindes- und Jugendalteralter. Kinder- und Jugendmedizin, 3 (4): 148–153.

Kazdin, A. E. (1993): Treatment of conduct disorder :progress and direction in psychotherapy research. Development and Psychopathology, 5: 277–310.

Kazdin, A. E. (1997): Practioner review: Psychosocial treatments for conduct disorder in children. Journal of Child Psychology and Psychiatry, 38: 161–178.

Lavigne, J. V. et al. (2001): Oppositional Defiant Disorder with Onset in Preschool Years: Longitudinal Stability and Pathways to Other Disorders. Journal of the American Academy of Child and Adolescent Psychiatry, 40 (12): 1393–1400.

Moffitt, T. E. (1993): Adolescence-limited and life-course-persistent antisocial behavior : A developmental taxonomy. Psychological Review, 100 (4): 674–701.

Petermann, F. (2006): Störung des Sozialverhaltens. In: Mattejat, F. (Hrsg.): Lehrbuch der Psychotherapie, Band 4: Verhaltenstherapie mit Kindern, Jugendlichen und ihren Familien. München: Cip Medien.

Petermann, F.; Helmsen, J.; Koglin, U. (2009): Expansive Verhaltensstörungen. Monatsschrift Kinderheilkunde 2010. Berlin: Springer Verlag.

Pliszka, S. R.; Carlson, C. L.; Swanson, J. M. (1999): ADHD with comorbid disorders. Guilford Press.

Pliszka, S.R (2003): Psychiatric comorbidities in children with attention deficit hyperactivity disorder: Implications for management. Paediatric drugs, 5: 741–750.

Remschmidt, H.; Schmidt, M. H. (Hrsg.) (1988): Alternative Behandlungsformen in der Kinder- und Jugendpsychiatrie: Stationäre Behandlung, tagesklinische Behandlung und Hometreatment im Vergleich. Stuttgart: Enke.

Rösler, M.; Retz, W.; Retz-Junginger, P.; Hengesch, G.; Schneider, M.; Supprian, T.; Schwitzgebel, P.; Pinhard, K.; Dovi-Akue, N.; Wender, P.; Thome, J. (2004): Prevalence of attention deficit/hyperactivity disorder and comorbid disorders in young male prison inmates. European Archives of Psychiatry and Clinical Neurosciences, 254: 356–371.

Scott, S.; Knapp, M.; Henderson, J.; Maughan, B. (2001): Financial cost of social exclusion: Follow up study of antisocial children into adulthood. British Medical Journal, 323: 191–194.

Schmeck, K. & Poustka, F. (2000). Biologische Grundlagen von impulsiv-aggressivem Verhalten. Kindheit und Entwicklung, 9, 3-13

Schmidt, M.H (1998): Dissozialität und Aggressivität. Wissen, Handeln und Nichtwissen. Zeitschrift für Kinder- und Jugendpsychiatrie und Psychotherapie, 26: 53–62.

Schmidt, M.H (2004): Verlauf von psychischen Störungen bei Kindern und Jugendlichen. Deutsches Ärzteblatt, 101 (28): A 2536–2541.

Schmidt M.H; Lay, B.; Gopel, C. (2006): Home treatment for children and adolescents with psychiatric disorders. European Child and Adolescent Psychiatry, 15 (5): 265–76.

Wagner ,A.; Jennen-Steinmetz, C.; Göpel, C.; Schmidt, M. H. (2004): Wie effektiv sind Interventionen bei Kindern und Jugendlichen mit Störungen des Sozialverhaltens? Eine Inanspruchnahmestudie. Zeitschrift für Kinder- und Jugendpsychiatrie und Psychotherapie, 32 (1): 5–16.

Webster-Stratton, C.; Hammond, M. (1997): Treating children with early-onset conduct problems: A comparison of child and parent training interventions. Journal of Consulting & Clinical Psychology, 65 (1): 93–109.

Winsberg, B. G.; Bialer, I.; Kupietz, S.; Botti, E.; Balka, E. B. (1980): Home vs. Hospital care of children with behaviour disorders. A controlled investigation. Archives of General Psychiatry, 37 (4): 413–418.

Autorenverzeichnis

Prof. Dr. Dr. Tobias Banaschewski
Klinik für Psychiatrie & Psychotherapie des Kindes- und Jugendalters
Zentralinstitut für Seelische Gesundheit/J5
D-68159 Mannheim
tobias.banaschewski@zi-mannheim.de

Prof. Dr. rer. nat. Dipl.-Psych. Sven Bölte
Klinik für Psychiatrie & Psychotherapie des Kindes- und Jugendalters
Zentralinstitut für Seelische Gesundheit/J5
D-68159 Mannheim
sven.boelte@zi-mannheim.de

Dipl. soz. Päd. (FH) Elke Defren
Klinik für Psychiatrie & Psychotherapie des Kindes- und Jugendalters
Zentralinstitut für Seelische Gesundheit/J5
D-68159 Mannheim
elke.defren@zi-mannheim.de

Dipl. soz. Päd. (FH) Thomas Eisert
Hofener Weg 32
D-72582 Grabenstetten
thomas.eisert@gmx.de

Dipl.-Psych., Kinder- und Jugendlichenpsychotherapeutin Angela Hermens
Praxis Dr. Mathias Engel
Gärtnerstr. 14
D-76437 Rastatt
hermens@web.de

Dipl. Psych. Michaela Hilberger
Klinik für Psychiatrie & Psychotherapie des Kindes- und Jugendalters
Zentralinstitut für Seelische Gesundheit/J5
D-68159 Mannheim
michaela.hilberger@zi-mannheim.de

Dipl. Soz. Päd. (FH) Sandra Hofmann
Landteilstraße 14
D-68163 Mannheim
sandra.koenn@gmx.de

Prof. Dr. Dr. Martin Holtmann
Klinik für Kinder- und Jugendpsychiatrie, Psychotherapie und Psychosomatik der Ruhr-Universität Bochum
LWL-Klinik Hamm
martin.holtmann@wkp-lwl.org

Beate Kentner-Figura
Klinik für Psychiatrie & Psychotherapie des Kindes- und Jugendalters
Zentralinstitut für Seelische Gesundheit/J5
D-68159 Mannheim
beate.kentner@zi-mannheim.de

Dr. Luise Poustka
Klinik für Psychiatrie & Psychotherapie des Kindes- und Jugendalters
Zentralinstitut für Seelische Gesundheit/J5
D-68159 Mannheim
luise.poustka@zi-mannheim.de

Dr. Gerhard Ristow
Centre Hospitalier du Kirchberg
Service national de psychiatrie juvénile
9, rue Edward Steichen
L-2540 Luxembourg
gerhard.ristow@ffe.lu

Dipl. Päd. Doris Schäffner
Klinik für Psychiatrie & Psychotherapie des Kindes- und Jugendalters
Zentralinstitut für Seelische Gesundheit/J5
D-68159 Mannheim
doris.schaeffner@zi-mannheim.de

Prof. Dr. Dr. Martin H. Schmidt
Klinik für Psychiatrie & Psychotherapie des Kindes- und Jugendalters
Zentralinstitut für Seelische Gesundheit/J5
D-68159 Mannheim
martin.schmidt@zi-mannheim.de

Dipl. Päd. Verena Vetter
Klinik für Psychiatrie & Psychotherapie des Kindes- und Jugendalters
Zentralinstitut für Seelische Gesundheit/J5
D-68159 Mannheim
verena.vetter@zi-mannheim.de

M. A. Alice Vöhringer
Medizinisch-Psychologisches Zentrum für Kinder- und Jugendpsychiatrie und Psychotherapie
Hetzelgalerie 3
D-67433 Neustadt/W.
alice.voehringer@googlemail.com

Graphikdesign und Gestaltung
Kristin Höflein
k.hoeflein@gmx.de

Falbig

- Punktekarte

Hinweise zur CD-ROM

Auf der beiliegenden CD-ROM befindet sich das Material zu den in Kapitel 3 beschriebenen Sitzungen und Trainingsbausteinen. Die für eine Sitzung benötigten Materialien sind jeweils am Anfang der Sitzungsbeschreibung in Kapitel 3 aufgelistet.